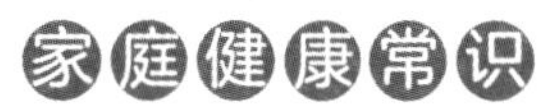

抑郁症防治超图解

[日] 野村总一郎◎编著
王晓蕊◎译

中国纺织出版社有限公司

原文书名 ウルトラ図解うつ病
原作者名 野村総一郎
ULTRA ZUKAI UTSU BYO

著作权合同登记号：图字：01-2018-6178

图书在版编目（CIP）数据

抑郁症防治超图解 /（日）野村总一郎编著；王晓蕊译. --北京：中国纺织出版社有限公司，2020.5
（家庭健康常识）
ISBN 978-7-5180-6316-1

Ⅰ.①抑… Ⅱ.①野… ②王… Ⅲ.①抑郁症—防治—图解 Ⅳ.①R749.4-64

中国版本图书馆CIP数据核字（2019）第118828号

责任编辑：李　杨　　责任校对：韩雪丽　　责任印制：储志伟

中国纺织出版社有限公司出版发行
地址：北京市朝阳区百子湾东里A407号楼　邮政编码：100124
销售电话：010-67004422　传真：010-87155801
http：//www.c-textilep.com
中国纺织出版社天猫旗舰店
官方微博http：//weibo.com/2119887771
北京通天印刷有限责任公司印刷　各地新华书店经销
2020年5月第1版第1次印刷
开本：880×1230　1/32　印张：5
字数：100千字　定价：39.80元

凡购本书，如有缺页、倒页、脱页，由本社图书营销中心调换

克服"抑郁"，重展笑颜

近年来，抑郁症患者正在增加。各类媒体报道中"抑郁症"这个名词频繁出现，很多人怀疑"会不会我自己也得了这种病"，前往医院精神科和心理科咨询的人也有所增多。

以前，精神科和心理科在很多人心中都是负面印象，是"患了特殊疾病的人才去的地方"。但是近来这种偏见正在减少，越来越多的人意识到精神健康的重要性。人们对于前往精神科和心理科咨询的抵抗情绪有所减弱，因此主动就诊以及被确认为抑郁症的人数也在上升。然而另一方面，仍然有很多人认为"我不可能患上抑郁症""抑郁症不是病，是心态问题"，因此不愿意走进专业机构的大门。

抑郁症作为一种常见疾病，无论什么人患上都不足为奇。虽然谁都会有心情低落的时候，但是如果症状非常强烈，而且持续时间很长，就有可能是抑郁症。无论是在性质上还是程度上，抑郁症状都与我们日常的情绪低落存在巨大差异。患者可能无法工作，无法入眠，食不下咽，甚至感觉活着失去意义。这种状态如果长时间持续，那就不是简单的情绪低落了。这并非患者想要消极怠工或者心理脆弱，无论如何都无法使情绪好转，这是一种疾病。

抑郁症十分痛苦，但是通过专业的治疗是可以缓解的。克服抑郁症的第一步，是到专业机构就诊。了解抑郁症、积极面对病情，对于治疗十分重要。找到适合每一位患者的治疗方法是需要时间的。而为了防止病情复发，在症状已经好转之后的一定时间内，持续治疗也是必要的。只要正确地看待这些问题，耐心地接受治疗，就一定能够重新找回笑容。

无论您是意志消沉怀疑自己患上了抑郁症，还是作为抑郁症患者对目前的治疗方式感到困惑，我都衷心希望此书能够帮助您了解抑郁症，进而正确地看待抑郁症，将负面影响降到最低。

野村总一郎

2015年6月

目录

第 1 章 人为什么会情绪低落

第2章

这才是抑郁症的真相

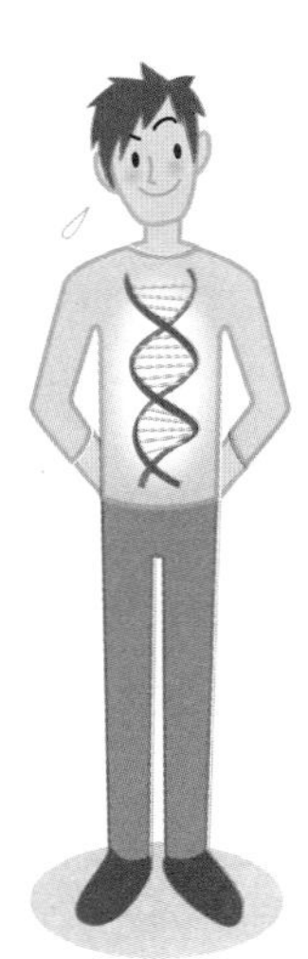

第3章

治疗抑郁症

第 4 章

预防抑郁症复发

第1章

人为什么会情绪低落

情绪低落是抑郁症的典型症状，它是如何发生的？本章将从这个问题入手，在揭示抑郁症真相的同时，展示我们的“大脑”是如何支配“身体”与“心灵”的。

压力从何而来

日常生活中埋藏着很多压力的种子

“心情郁闷，什么也不想做。”这是抑郁症的典型症状之一。但是，这难道不是件每个人都体验过的平常事吗？

现代社会可谓是一个压力社会，我们每天都有可能遭遇各种各样的状况，导致我们情绪低落，提不起干劲。

愤怒、悲伤、不安，当这些负面情绪浮现的时候，无论是谁都会感受到压力吧？而且，并非只有讨厌或者辛苦的事情才会成为压力的导火索。喜结良缘、生儿育女、职场升迁、学业有成，这些可喜可贺的事也有可能转化为压力。

之所以感到压力，是因为在面对某些刺激或者变化的时候，我们的身体和心灵想要努力地去适应它们。比如结婚虽然是一件喜事，但是它会使你的生活产生巨大变化；没赶上公交车，或者下雨没带伞，这些生活中的小插曲也会在不经意间影响心情。

也就是说，我们的日常生活其实就是各种刺激和变数在持续上演。不知不觉之间，压力已经降临。

充斥着各种压力的现代社会

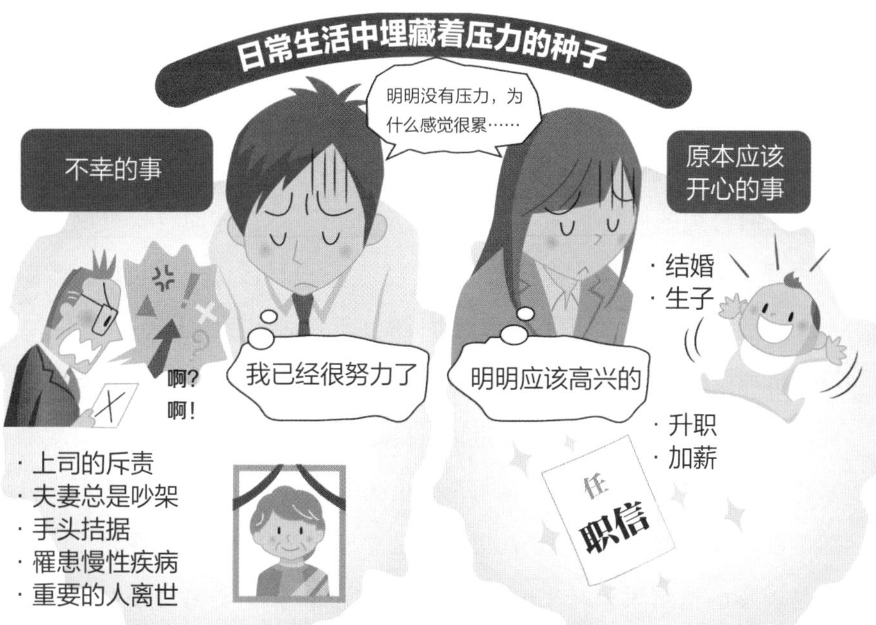
日常生活中埋藏着压力的种子
明明没有压力，为什么感觉很累……
不幸的事
原本应该开心的事
啊？
啊！
我已经很努力了
明明应该高兴的
· 结婚
· 生子
· 升职
· 加薪
任
职信
· 上司的斥责
· 夫妻总是吵架
· 手头拮据
· 罹患慢性疾病
· 重要的人离世

认识应激因子

只要活着，就不可能避开压力。为了更好地理解压力这件事，我们来说一些比较专业的问题。

“压力”这个词，原本是物理学领域的一个术语。当对物体施加外力的时候，受力的物体会发生变形，这种现象称为“压力反应（Stress Response）”，使物体发生变形的外力就是压力。后来这一概念被引申到医学和心理学领域，我们将对身心产生影响的刺激或者变化称为“应激因子（Stressor）”，将身心因为受到压力而进行的调整适应称为“应激反应（Stress Response）”。

我们身边的一切事物都可能成为应激因子。具体而言，可以分为“物理应激因子”“化学应激因子”“生理应激因子”“精神应激因子”这四大类。其中最容易导致压力反应的是精神应激因子。

精神应激因子又可以进一步分为三类。第一类是是生活出现重大变化的“人生大事”，比如家人过世、离婚、失业等，这些事情无论对谁来说都会导致压力，但是根据每个人情况的不同，有时结婚、生子、升职等喜事也会成为应激因子。第二类是“日常小事”，虽然事情不大，但是烦躁的情绪累积起来也会成为应激因子。第三类是“慢性应激因素”，这也是最容易对心理健康造成威胁的一种，比如职场上的人际关系，患上某些慢性疾病，或者一些原本认为自己“可以忍受”的应激因素长期持续，最终形成巨大的压力。

应激因子是导致心理压力的原因

当对物体施加外力的时候，受力的物体会发生变形，这种现象称为“压力反应”，使物体发生变形的外力就是压力。

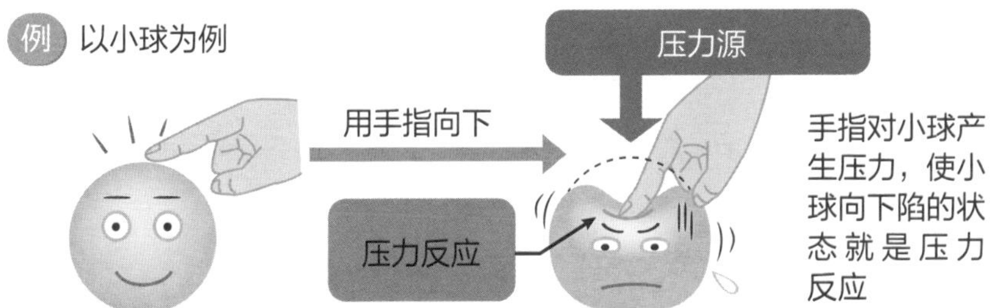
例 以小球为例
压力源
用手指向下
压力反应
手指对小球产生压力，使小球向下陷的状态就是压力反应

应激因子的分类

应激因子的分类	
物理应激因子	温度、光线、声音等环境刺激
化学应激因子	有毒、有害、缺氧、过氧、一氧化碳中毒等
生理应激因子	生病或身体不适等
精神应激因子	人际关系问题、工作问题、家庭问题，或不安、悲伤、愤怒、紧张等

精神应激因子分为三类

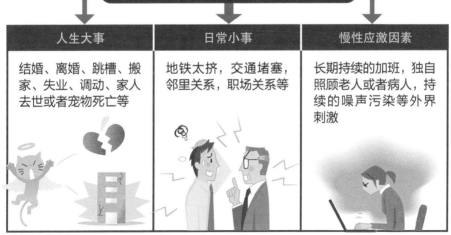

人生大事	日常小事	慢性应激因素
结婚、离婚、跳槽、搬家、失业、调动、家人去世或者宠物死亡等	地铁太挤，交通堵塞，邻里关系，职场关系等	长期持续的加班，独自照顾老人或者病人，持续的噪声污染等外界刺激

良性压力与恶性压力

虽然压力在我们身边随处可见，但并不是所有的压力都是坏事。压力本身是对外界刺激和变化的一种反应，因此这种反应也就有好有坏。

如果面对刺激和变化，一个人激发了干劲，产生了成就感、喜悦感，增进了自信，那么这就是“良性压力”。反之，如果使人倍感痛苦倦怠，心生厌恶之情，这种刺激和变化就是“恶性压力”。

从量上分析，压力也可以分为“压力过少”“压力适度”“压力过剩”这三种情况。比如一个人通常每天做10件工作，如果增加到了12件，对这个人来说多出来的2件工作固然是压力，但是如果他很好地完成了，那么事后在感到辛苦的同时也能体会到巨大的成就感。因此对这个人来说，多出来的2件工作就属于压力适度，应该勇于接受。

但是如果同一个人，一下子被安排了20件工作，结果又会如何？不眠不休都无法完成的工作，必然带来巨大的挫折感。就算最终完成了，也会产生巨大的疲惫感。这多出来的10件工作就属于压力过剩，应该尽量回避。

另外，压力过少也会造成问题。每天的生活没有任何刺激和变化，虽然不必体会挫折感，但是也无法体味成就感。感觉空虚，认为生命没有价值，从而形成恶性压力。

为了拥有丰富多彩的人生，良性压力和适度压力是必不可少的。为了尽可能减少恶性压力，避免压力过剩，学会应对方法十分重要。

不同的“质”和“量”会导致不同的应激反应

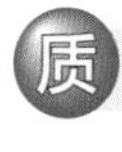

良性压力　　　　恶性压力

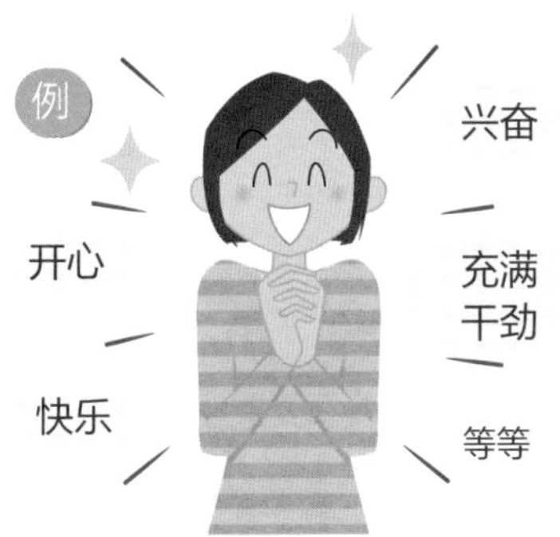
例
开心
快乐
兴奋
充满干劲
等等

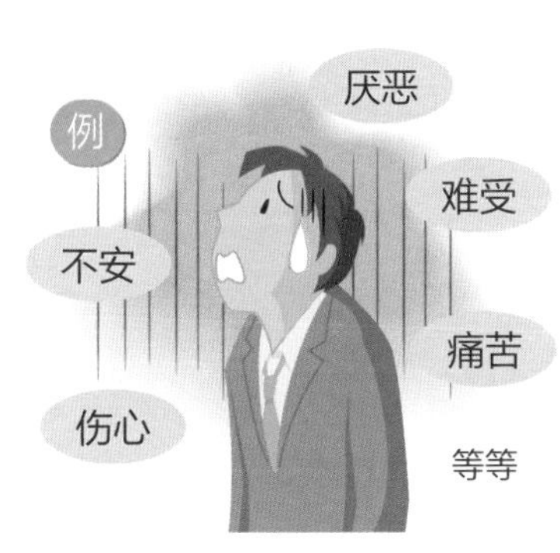
例
厌恶
难受
不安
痛苦
伤心
等等

压力过少和压力过剩都会导致生产力下降

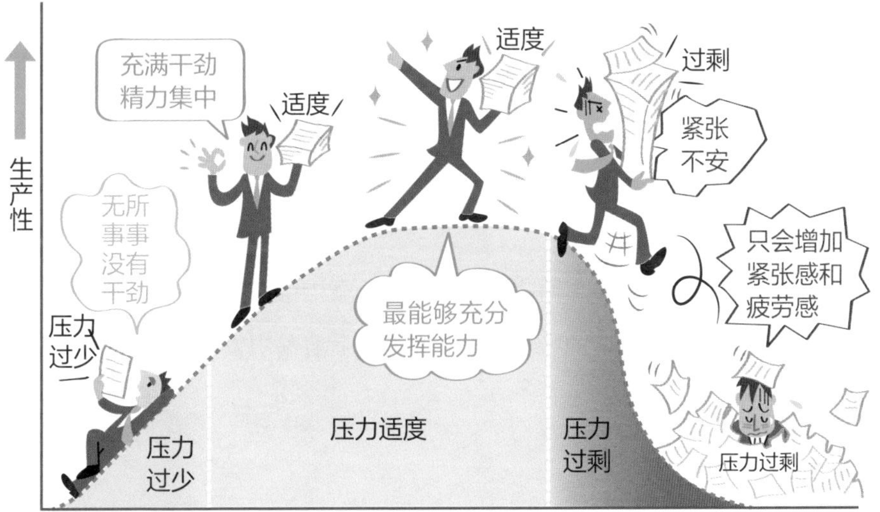
生产性
充满干劲
精力集中
适度
适度
过剩
紧张
不安
无所事事
没有干劲
压力过少
最能够充分发挥能力
只会增加紧张感和疲劳感
压力过少
压力适度
压力过剩
压力过剩
低
压力水平

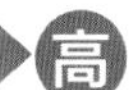

压力长期持续，会导致心理崩溃

如果恶性压力或者压力过剩的状态长期持续，心理上会产生什么样的反应?

在承受压力的时候，心理应激反应可以分为三个阶段。第一个阶段称为“警觉期”，即一个人面对压力做出紧急反应的时期。在这个阶段，一个人会呈现出直面压力时的“受冲击状态”，以及试图从冲击中恢复正常的“反冲击状态”。具体症状包括疲劳、紧张、不安，容易犯错或者出现失误。

如果压力持续，就会进入第二阶段“抵抗期”。在这个阶段，我们会在与压力的持续对抗之中形成一定的抗压能力，状态变得相对稳定。疲劳感会转化为兴奋感，身心状态都更加活跃，工作推进十分高效，但是也容易打乱作息节奏。为了持续抗衡压力，你需要更多能量，这种能量被称为“适应能量”，如果压力依然持续，能量被不断消耗，就会进入第三个阶段“倦怠期”。

在倦怠期，压力与抗压能力之间的平衡无法维持，开始出现与第一阶段受冲击状态类似的症状，但是症状会更加严重。心情非常低落，对什么事情都不感兴趣，精力难以集中，健忘，进入所谓的“抑郁状态”。

如果压力在进入倦怠期之前消除，身心就能够恢复健康状态。如果压力长期持续，倦怠期的状态也一直延续，就容易引发心因性溃疡或抑郁症等疾病。

应激反应的三个阶段

第1阶段

警觉期

刚开始承受压力并作出反应的时期，这时会出现“受冲击”和“反冲击”状态。

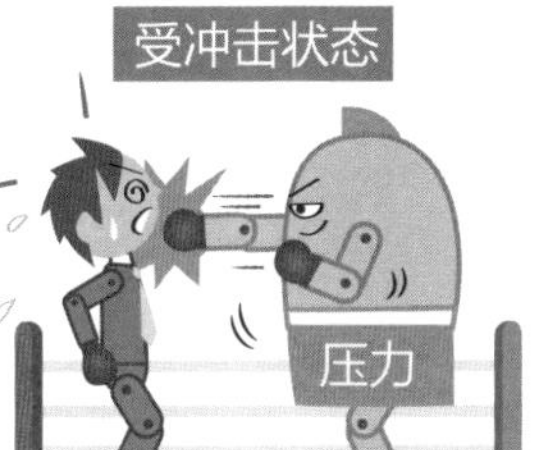
受冲击状态
压力

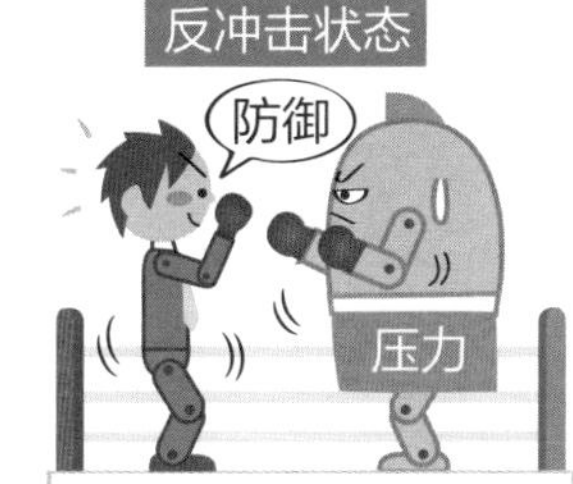
反冲击状态
防御
压力

最开始接受冲击后的反应，这时身心还不能适应压力。

抗压能力出现。身体开启对抗压力的防御机制。体温、血压、血糖上升，肌肉和神经系统活跃，向抵抗期过渡。

第2阶段

抵抗期

身体持续抵抗压力的阶段

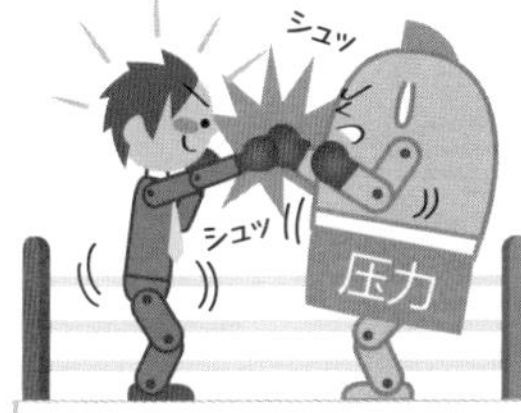

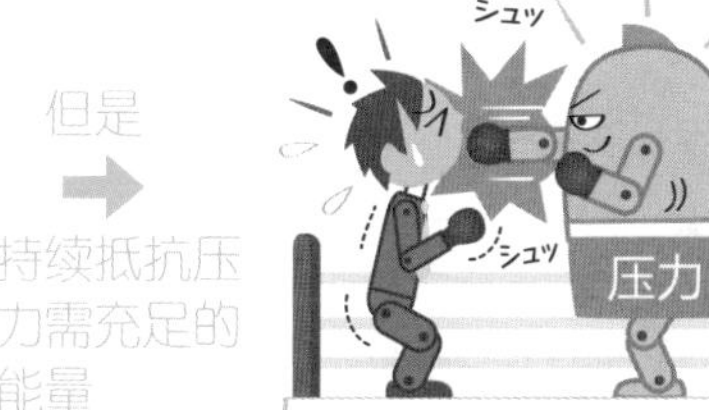
但是
持续抵抗压力需充足的能量
シュッ
シュッ
压力

疲惫感转化为兴奋感，身体充满活力。

能量消耗殆尽，抵抗力将逐渐下降，向着倦怠期过渡。

第3阶段

倦怠期

身心在与压力的抗争中失去平衡

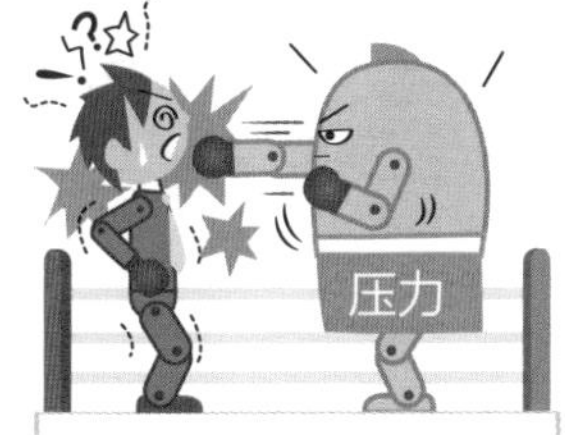

最终

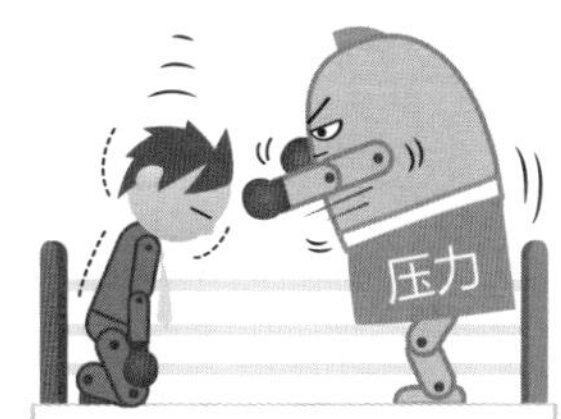
压力

对压力失去抵抗力，再次出现与冲击期相似的症状。

体温、血压、血糖下降，身心机能衰竭。

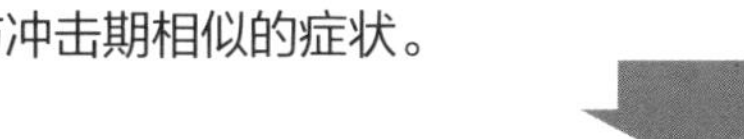

最终，进入抑郁状态！！

心的状态，是由大脑决定的

大脑支配身体与心灵

我们常说“心情”，那么我们的情绪是由“心”来决定的吗？

实际上，心情是由大脑来控制的。我们的各种感情及高低起伏的情绪，都是由大脑边缘系统或者下丘脑操控的。其中，快乐、悲伤等情绪由前额叶操控。如果这个部位出现了功能障碍，就会出现对一切漠不关心、毫无兴趣、提不起热情等状况。对于抑郁症的患者，通常认为是其大脑边缘系统或下丘脑、前额叶无法正常工作。

下丘脑与压力的关系十分密切。下丘脑负责感知压力，并将相关信息传导给自主神经❶和内分泌系统。自主神经接收来自下丘脑的指令，对体温、血压、心跳进行调节。内分泌系统为了缓解痛苦、不安、紧张等情绪，则会分泌出各种提高代谢活动和免疫能力的激素。

因此通常而言，就算遇到一些压力，我们的身心也能在一定程度上加以适应。但是，如果压力过大或者长期持续，自主神经和内分泌系统的平衡无法维持，身心状态就会失调。强大的压力会对下丘脑的机能造成损害，导致抑郁症状。

有的人每天忙忙碌碌依然精气神十足，可是某一天却突然出现了抑郁或者类似的身心状况。就算他本人还想要继续努力，但是大脑却感受到了过多压力，向身心机能发出求救信号，这种情况也是存在的。

❶**自主神经**　指控制身体机能的神经，由起促进作用的交感神经和起抑制作用的副交感神经组成。

情绪是受大脑支配的

我们的身体和心情都受大脑操控

1 大脑对接收到的信息进行整理

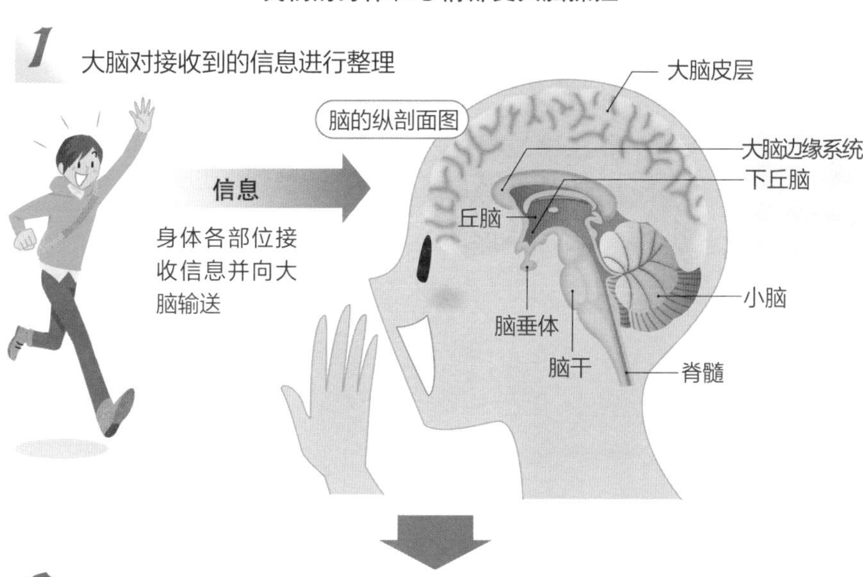

2 各个区域对输送来的信息进行整理

前额叶

负责思考、判断、创造、社交等功能。越是高等动物，大脑这一部分越发达，因此被称为“人类本源”。

顶叶

负责运动情报、立体形态、空间认知，对于运动和动手能力十分重要。

颞叶

负责颜色、形状的判断和记忆，对于艺术感非常重要。

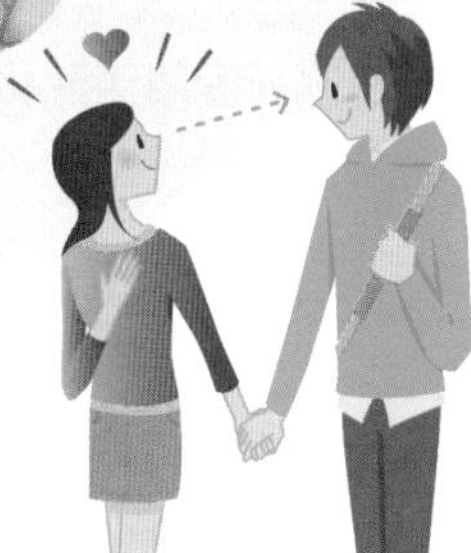

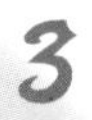

3 大脑负责向身体各部分作出情感上或者行动上的“指令”

心理因素导致的抑郁和生理因素导致的抑郁

很多时候，抑郁是由心理压力导致的，比如遭遇人际关系难题或者失去重要的人。厌恶、悲伤、痛苦等情绪会导致抑郁。如果是程度较轻的抑郁，只要相关问题得到解决或者经过一段时间，心情自然会恢复正常。但如果压力长期持续，抑郁症状非常严重，就需要注意由此引发的抑郁症等心理疾病。

有的时候，导致抑郁的原因与心理关系不大，而是由于大脑中的神经递质[1]发生变化。现有研究证明，抑郁症患者大脑内部存在某种机能失调，这种情况下，即使压力消失了，抑郁状态却会依然持续，必须要进行药物治疗。

此外，生理疾病也会导致抑郁。可能导致抑郁的疾病包括脑部肿瘤、脑炎、脑卒中、帕金森等脑部疾病，甲亢、甲减、糖尿病等内分泌疾病及癌症、心肌梗塞等重症疾病。这些疾病不但会直接影响脑部机能，而且与之相伴的疼痛、对治疗前景与病情发展的不安也会形成精神压力，因病致郁的情况并不少见。

此外，还存在由于药物副作用导致的抑郁，以及对违禁药物或酒精依赖导致的抑郁等。

虽然统称为抑郁，但致病的原因各不相同。因此如果抑郁状态长期持续，就需要进行科学治疗。针对不同情况会有不同的治疗方法，最重要的是选择专门医院接受治疗。

❶ **神经递质** 大脑为进行信息传输而释放的物质。抑郁症通常被认为是这类神经递质发生了某种功能障碍。

导致抑郁的原因多种多样

抑郁有可能是心理因素导致的，也可能是生理因素导致的

心理因素导致的抑郁

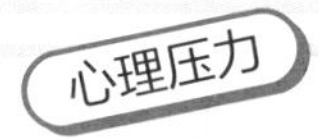

“难受”“厌恶”“伤心”，人际关系问题可能导致抑郁

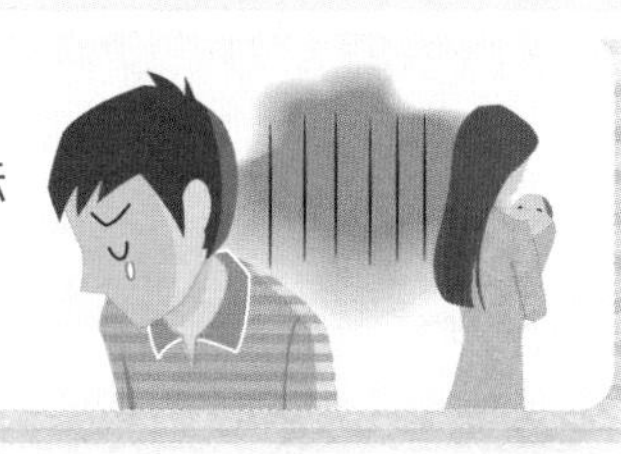

生理因素导致的抑郁

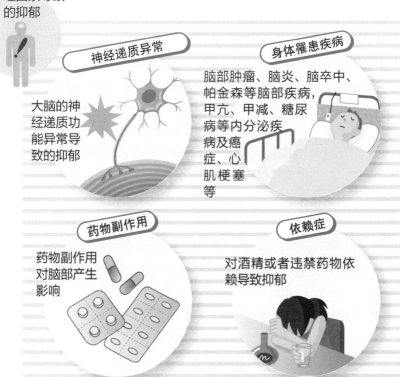

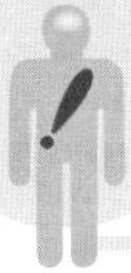

神经递质异常

大脑的神经递质功能异常导致的抑郁

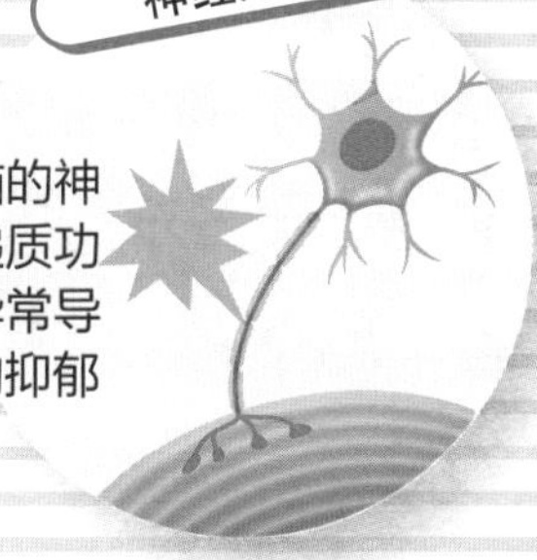

身体罹患疾病

脑部肿瘤、脑炎、脑卒中、帕金森等脑部疾病，甲亢、甲减、糖尿病等内分泌疾病及癌症、心肌梗塞等

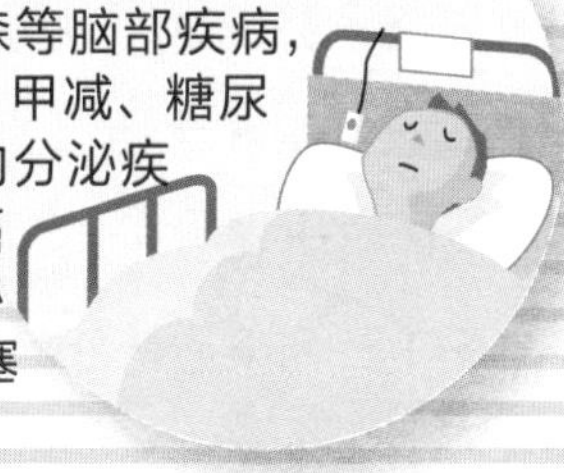

药物副作用

药物副作用对脑部产生影响

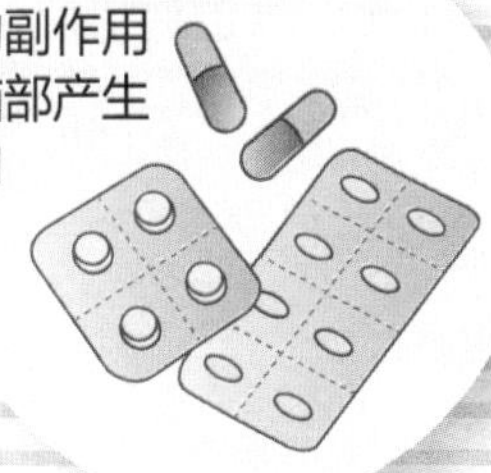

依赖症

对酒精或者违禁药物依赖导致抑郁

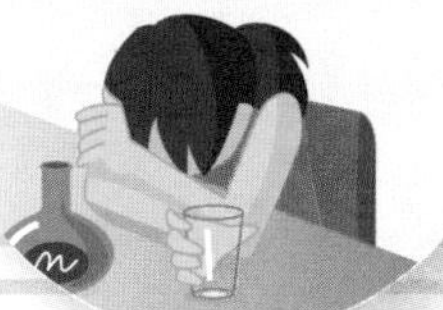

有些“心情低落”是需要治疗的

很多人每天都在忍受痛苦

就像前面说的，我们每个人都经历过由于各种原因导致的心情低落。大部分情况下，随着压力源得到解决或者时间流逝，低落的情绪都能恢复正常。

通常情况下，为了避免陷入抑郁无法自拔，或者为了尽快从消沉之中重新振作起来，我们会通过充分的休息或者其他方式积极消除压力。

但是，有一些情况并不属于这些“通常情况”。即使导致压力的问题彻底解决了，情绪却依然处在消沉状态。就算时间过去了很久，心情也没有放晴，甚至更加恶化。尽管如此，在诸如“大家都可以克服的事情，我也一定能够克服”“之所以这样，还是因为我的意志软弱”，在这些想法的驱使下，不少人日复一日地忍受着痛苦。

事实上，如果心情低落长期持续或者变得非常严重，就需要自我审视一下是否患上了“心病”。这种心理疾病不可能单纯依靠休息或者指望问题得到解决来缓解，必须要接受专业的治疗。

但这并不是说心情低落就等同于抑郁症。除了抑郁症，还有很多其他心理疾病会导致心情低落或者类似的抑郁症状。不同的病因需要采取不同的治疗方法，确定哪种心理疾病导致抑郁是十分必要的。

你每天都在忍受抑郁吗

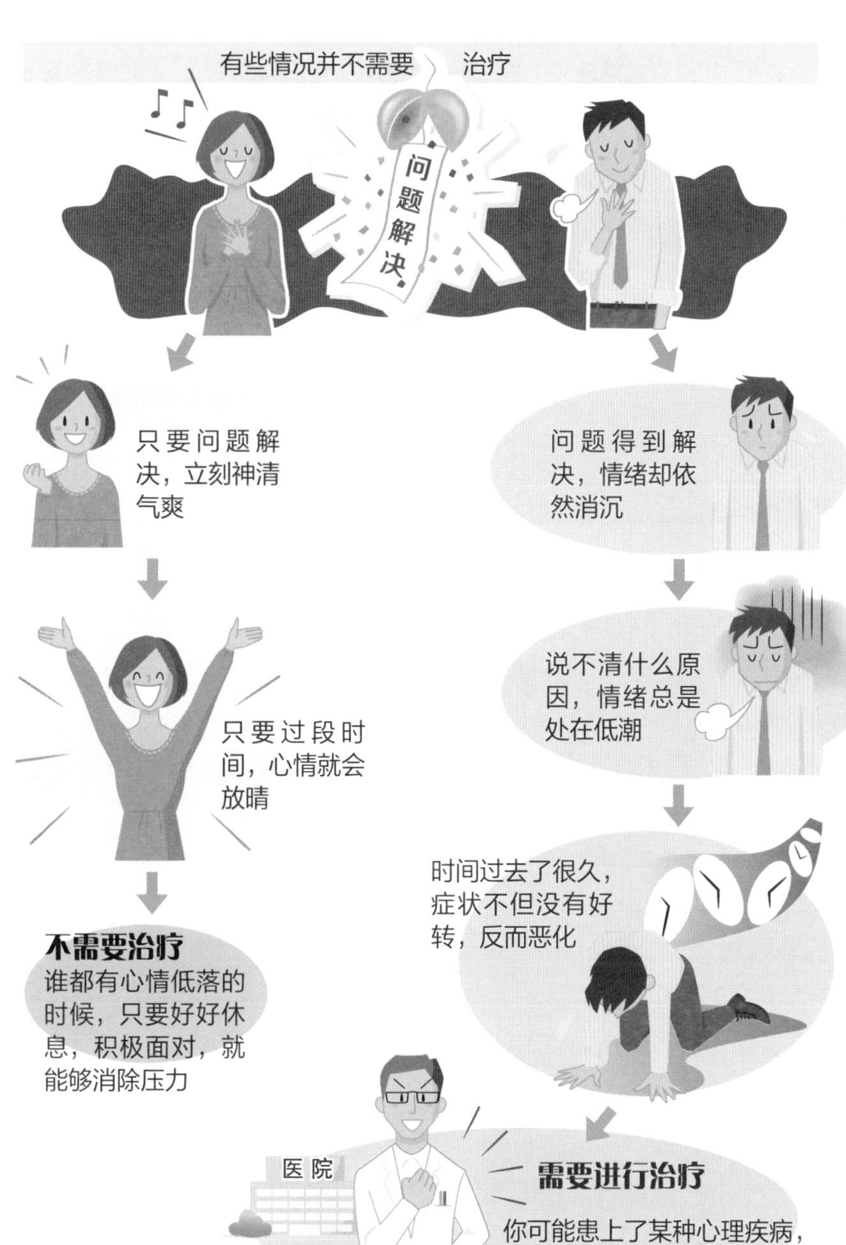
有些情况并不需要 治疗
问题解决
只要问题解决，立刻神清气爽
问题得到解决，情绪却依然消沉
只要过段时间，心情就会放晴
说不清什么原因，情绪总是处在低潮
时间过去了很久，症状不但没有好转，反而恶化
不需要治疗
谁都有心情低落的时候，只要好好休息，积极面对，就能够消除压力
医院
需要进行治疗
你可能患上了某种心理疾病，需要到专门医院接受治疗

对抑郁症状进行分类

除了大家最为熟悉的抑郁症，心理疾病还有很多种类，可以进行细分。精神疾病的分类方法有很多种，现在全世界最广泛使用的是美国精神病学会制定的《DSM手册》（《精神障碍诊断与统计手册》）。目前的《DSM-Ⅴ》是2013年推出的。本书基本上采用的是《DSM-Ⅴ》对于抑郁症的解释。

《DSM-Ⅴ》对各种心理疾病的特征进行了分类，抑郁症被划分在“抑郁障碍”一类。这一类疾病包含抑郁、易怒、失眠、食欲减退等会对日常生活产生严重影响的心理症状，再根据症状的特点、持续时间、推断原因等，对各种疾病加以区分。

抑郁症的诊断标准被称为“核心症状”，除了“抑郁状态持续2周以上”，还包含多个显著特征。在“抑郁障碍”的分类中，如果出现这些核心症状，则被确认为抑郁症。

同样都是心情抑郁，如果症状持续2年以上，那么可能是“情感失调症”；如果是女性在经期前感觉郁闷，那么可能是“月经前期烦闷障碍”；如果是由违禁药物、酒精、药物治疗、甲状腺疾病、脑部疾病等明确原因导致的抑郁，也要和抑郁症有所区分。

此外，在第4版的DSM中，“抑郁症”与“双相障碍（躁郁症）”都被分在了同一个“情绪障碍”类别中，而《DSM-Ⅴ》删除了“情绪障碍”这个概念，认为抑郁症和躁郁症是完全不同的两类疾病。

导致抑郁的心理疾病，并不只有抑郁症

抑郁障碍

抑郁症

如果符合“核心症状”中的多项特征，则可诊断为抑郁症。

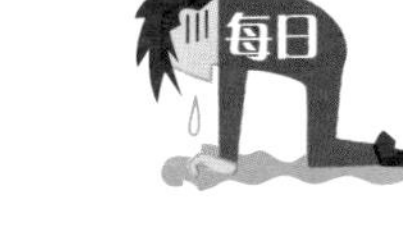

情感失调症（持续性的抑郁障碍）

抑郁程度不如“核心症状”严重，但是持续时间长达两年以上。

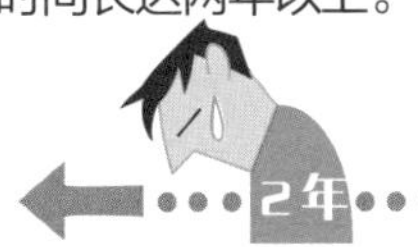

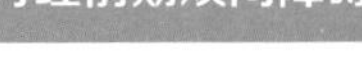

月经前期烦闷障碍

在经期开始前出现焦躁、抑郁、心绪不宁等症状，经期结束，症状消失。

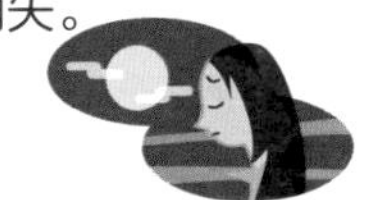

药物诱发的抑郁障碍

由违禁药物、酒精、安眠药、镇静剂、类固醇药物等药物原因导致的抑郁。

其他医学疾病导致的抑郁障碍

甲亢、甲减、库欣综合征、脑卒中、帕金森等生理疾病导致的抑郁。

其他特定或无法确定因素导致的抑郁障碍

核心症状的持续时间不满 2 周，虽然抑郁症状确实对生活造成了影响，但无法归入抑郁障碍分类。

column

双相障碍

所谓双相障碍，是指强烈抑郁的“抑郁状态”与极端亢奋的“躁狂状态”交互反复出现。虽然习惯上被称为“躁郁症”，但近年来更多使用“双相障碍”这个名称，体现为患者在两种极端状态中摇摆。

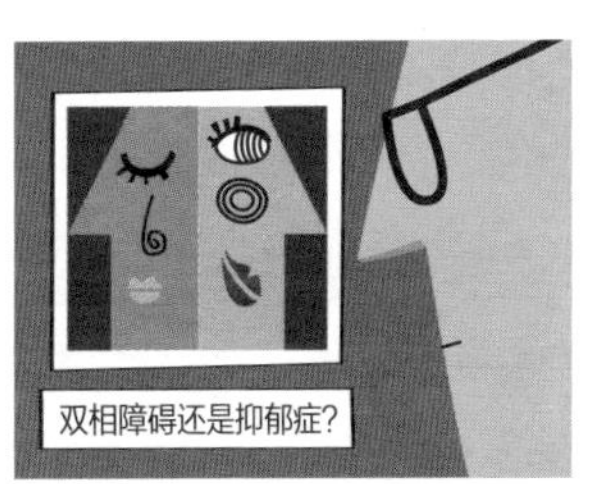
双相障碍还是抑郁症?

双向障碍与抑郁症之间存在一些共同的症状，诊断难度较大，但是两种疾病的发展过程与治疗药物都存在差异。如果用抑郁症的药物治疗双相障碍，不但无法取得效果，还会导致病情恶化。因此，准确地区分二者、作出正确的诊断是十分重要的。

抑郁症观念的变迁

如前文所述，按照最新的诊断标准即《DSM-V》，我们对导致抑郁的疾病进行了分类。但是对于抑郁症的研究是与时俱进的，新的研究成果或者观点仍在不断出现。因此，抑郁症的概念、分类、诊断标准今后可能还会发生变化。下一章，我们在对迄今为止的抑郁症研究成果进行介绍的同时，还会介绍一些最新的治疗方法。但是在此之前，还是让我们回到抑郁症观念的变迁这个话题上来。

虽然抑郁症的原因尚未完全明确，但是根据现有研究我们可知，抑郁症患者的脑部机能确实出现了某种障碍。然而，仍有人认为抑郁症患者是“心态出了问题”或者“精神太脆弱了”，这种误解不在少数。当然，也会有不少人说“这种想法未免过时”，但是如果将时间倒退回很久之前，人们对于抑郁症的理解更加令人震惊。

公元前4世纪，人们认为抑郁状态是由于“身体里充满了黑色的胆汁”。虽然显得匪夷所思，但那个时代大家就是这样确信的。后来，人们又将精神问题归结为“恶魔在作祟”。

直到19世纪末，近代精神医学之父克雷佩林（Emil Kraepelin）终于提出“精神问题是一种疾病”。克雷佩林一方面重视器质性成因（遗传因素），另一方面从心理学的角度对精神疾病进行理解和分类，因此关于抑郁症的概念显得较为含糊。

1960年之后，改善抑郁的药物陆续被开发出来，以此为契机，人们对于抑郁症的病理研究有了巨大进步。抑郁症发生的背景包括脑部机能失调（内因）、性格或者心理压力（心因）、生理疾病（外因）这几种主要原因，进而可以分为内因性抑郁症、心因型抑郁症等几大类。但是要确定具体的病因依然十分困难，很难找到切实证据。

抑郁症观念的变迁

公元前4世纪

- “医学之父”希波克拉底认为，原因不明的抑郁是由于“体内充满了黑色的胆汁”。
- 精神问题则被认为是“恶魔作祟”。

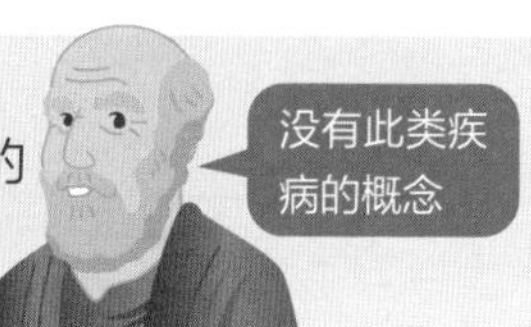
没有此类疾病的概念

19世纪末

- 近代精神医学之父克雷佩林提出“精神问题是一种疾病，应该重视遗传因素的作用”。
- 精神科医生出现，认为“性格和心理压力也是病因”。

精神疾病的概念开始出现

20世纪60年代~20世纪后期

- 改善抑郁症状的抗抑郁药物相继开发
- 关于抑郁症的病理研究快速发展
- 根据致病原因对抑郁症进行分类。

抑郁症患者可能存在大脑机能问题

遗传和体质因素导致（大脑机能失调）—内因性抑郁症
性格和心理压力导致—心因性抑郁症
生理疾病导致—外因性抑郁症

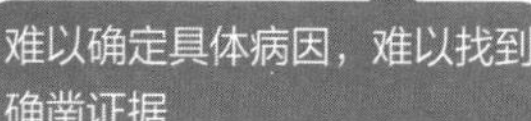
难以确定具体病因，难以找到确凿证据

1980年

- 《DSM-III》发表。比起性格和环境因素，更加重视患者主诉的症状，并将其作为诊断标准。

抑郁症和躁郁症都被归在“情感障碍”一类

1994年

- 《DSM-IV》发表

2013年

- 《DSM-V》发表。

将抑郁症分类为“抑郁障碍”，将躁郁症分类为“双相障碍”

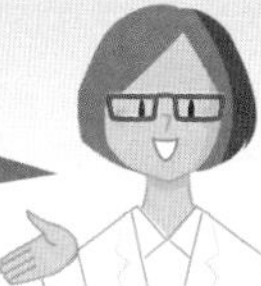

现在

抑郁症与体质、性格、心理压力都没有直接关系，是由大脑机能失调导致的“脑部疾病”

在研究不断深入的过程中，美国精神医学会在1980年发布了《DSM-Ⅲ》，主张不考虑患者的性格和环境因素，将诊断标准聚焦在患者主诉的症状。因为性格和环境因素不仅适用于抑郁症患者，也可能适用于所有人，并非所有承受巨大压力或者性格有所缺陷的人都会患上抑郁症。

列出多个具体症状，根据患者符合的条数对疾病进行分类和诊断，这是一种既合理又简单的诊断标准，在不断的修订之中，《DSM-Ⅳ》和现在的《DSM-Ⅴ》相继面世。

在《DSM-Ⅴ》中，将此前广泛使用的“重度抑郁障碍”这一名称简称为“抑郁症”。名称虽然有所改变，但是理念上并没有显著变化。

那么，下面让我们进入第2章，一起了解抑郁症的真相。

第2章

这才是抑郁症的真相

与通常的心情低落相比，抑郁症所导致的抑郁症状程度更强、持续时间更长，会严重影响日常生活。为了正确地应对抑郁症，首先要正确地理解它。

来做个抑郁症测试

你有这些症状吗

只要身处现代社会，我们就必须每天面对各种压力，有时会陷入深深的失落之中。“活着这么痛苦，不如死了算了”，类似这种念头或许也曾出现在脑海之中。

但是通常来说，无论当时有多么难过，随着时间的流逝，我们还是能够重新打起精神来。而且就算心里难受的感觉持续时间较长，也不会24小时都郁郁寡欢。在一天之中，你总会有一些时候好像已经忘了那件烦心事，而且这种时候会越来越常出现。这样一天一天过去，难过的时间在缩短，开心的时间在增加，心情平静的时候越来越多。在这个过程中，我们又经历了人生的一次试炼。

而抑郁症所导致的“抑郁”，则是完全不可能被时间消解的。这种抑郁会对日常生活和社交往来带来严重障碍，而且症状重、持续时间长、痛苦程度高。

然而，抑郁症状并不是一眼就能看出来的，患者主诉的症状也各有不同。

根据第1章介绍过的《DSM-Ⅴ》，制定的抑郁症诊断标准可知，患者在出现抑郁症典型症状（核心症状）的同时，还需要完全满足多项标准，才能确认这些症状属于抑郁症，而不是其他精神疾病。

可能导致抑郁的心理疾病并非只有抑郁症一种。致病原因不同，治疗方法也各异，因此谨慎诊断患者是否确实患有抑郁症，至关重要。

抑郁症检测

标准A 出现5种以上的下列症状，而且心理感受和以往相比显著不同，其中至少一或两项的持续时间超过2周。

- [ ] **1.** 几乎一整天，几乎每一天，都陷在抑郁的情绪（悲伤、空虚、绝望等）中。
- [ ] **2.** 几乎一整天，几乎每一天，都感受不到喜悦或者兴奋。
- [ ] **3.** 并没有特意调整饮食，但是体重明显减轻或者增加。每天都食欲不振或者食欲过剩。
- [ ] **4.** 几乎每一天都难以安眠或者变得嗜睡。
- [ ] **5.** 行动迟缓。开始变得沉默寡言，说话音量变小。焦躁感强烈，身体总是会做出各种小动作（已经引起了其他人的注意）。
- [ ] **6.** 几乎每一天都很疲惫，无精打采。
- [ ] **7.** 几乎每一天都在无端地进行自我责备，比如“我没有存在价值”“我是个罪孽深重的人”。
- [ ] **8.** 思维能力和集中力、判断力低下，每一天都是这样。
- [ ] **9.** 会有“死了也无所谓”“不如死了算了”这样的想法，甚至详细制订了自杀计划。

标准B 这些症状使自己感到“十分痛苦”，并且影响工作、学习和日常生活。

标准C 这些症状不是由于药物、酒精或者其他生理疾病引起的。

* 标准A–C被称为“核心症状”，是抑郁症发作时的典型症状。

标准D 这些抑郁症状不是由其他精神疾病引起的。

标准E 不存在情绪异常高昂或者性格变得特别外向的情况（躁郁状态）。

抑郁症的特点

- 抑郁几乎发生在每一天，几乎持续一整天。
- 感觉极度痛苦，影响社会交往和日常生活。

抑郁症是怎样一种病

这是一种每个人都可能患上的常见疾病

所谓抑郁症，是一种抑郁情绪非常严重，几乎每天发生并且全天持续，严重影响社会交往和日常生活的疾病。前面介绍的抑郁症检测方法中的核心症状，就是抑郁症患者的状态。不过即使有人现阶段的状态符合这些核心症状，也并不一定会确诊为抑郁症。医疗机构还会进行其他的诊疗和检查，排除患有其他精神疾病的可能性。

近年来，社会对于抑郁症的认知程度不断提高，但是“只要心情好了抑郁症就会好的”“患上抑郁症是因为精神太脆弱了”“估计只是因为想消极怠工吧”，拥有类似这种想法的人肯定不在少数。

这些想法全部都是错误认知。抑郁症并不是单纯的心情问题。抑郁症患者也不是精神脆弱，更不是想要偷懒。

抑郁症是一种必须采取医学手段进行治疗的疾病。对于每一个感情丰富、思维健全的人来说，抑郁症都可能是一种近在咫尺的疾病。

正确认识抑郁症

以下看法是对是错?

对抑郁症的误解	抑郁症是一种需要采取医疗手段的“疾病”
□心情好了，抑郁症就会好了 □患上抑郁症是因为精神脆弱 □抑郁症是一种“懒病” □患上抑郁症后完全无法继续工作 □患上抑郁症就是自己不争气 □患上抑郁症是因为人格缺陷	□抑郁症不是单纯的心情问题 □抑郁症是可能通过治疗克服的 □接受适当的治疗后可以回归职场 □任何人都可能患上抑郁症 □正是因为我们有感情、会思考，所以会因抑郁症倍感痛苦 □抑郁症并不是人格缺陷

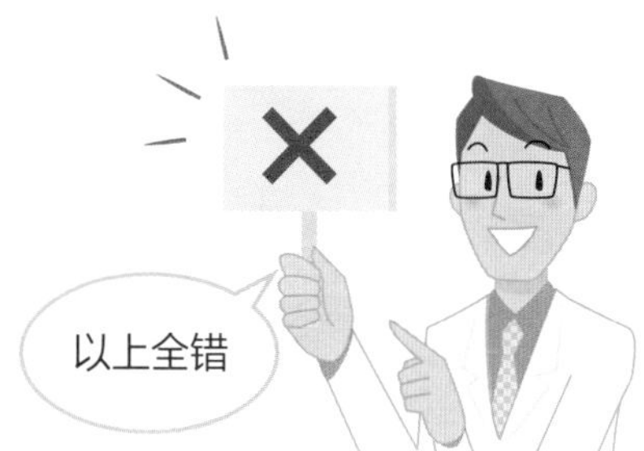

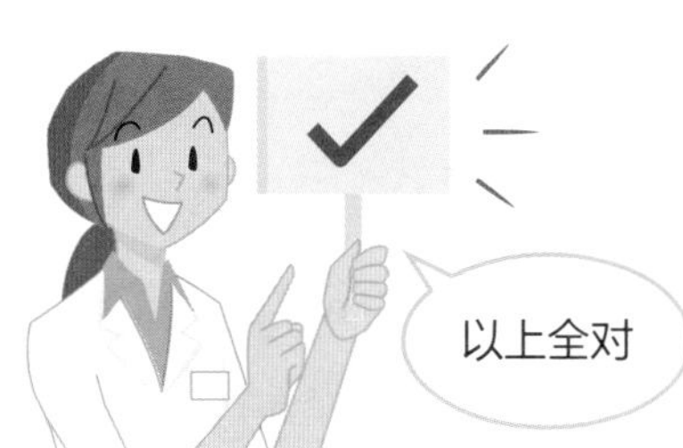

患病原因各有不同

那么，人们为什么会患上抑郁症？什么样的人更容易患上抑郁症？

从性别来看，女性患者数量多于男性，约为男性的2倍，可见女性更容易患上抑郁症。这可能与女性的孕期、生产和更年期等因素有关。女性荷尔蒙分泌在孕产期和更年期会出现紊乱，这是更容易患上抑郁症的时期。而且怀孕和生儿育女都属于人生中重大的事件，不但身体上、精神上会产生巨大变化，环境巨变导致的压力也是一个十分沉重的负担。

读书笔记

不要忽视这些心理和生理迹象

虽然抑郁症有很多种表现，但核心症状就是“抑郁”。情绪低落，没有干劲，这种情况我们每个人在日常生活中都经历过。但是抑郁症导致的抑郁比日常抑郁要更严重，而且持续时间更长。

无论如何也无法摆脱的消沉状态，对于曾经喜欢的事物也无法提起兴致，所有的喜悦与快乐都与自己无关，强烈的自我否定，没有缘由的罪恶感。几乎每天且整天如此，而且在病程上持续两周以上。

欲望、集中力和决断力都降至最低，工作和生活都遭遇障碍。因此，究竟是普通的情绪低落，还是由抑郁症导致的意志消沉，关键是看是否已经影响了工作和生活。

如果是患上了抑郁症，随着情况恶化，患者会连悲伤的情绪也感受不到，陷入一种心理能量枯竭的状态。有的患者拼命想要摆脱这种虚无感，因此变得焦虑、焦躁。在最糟糕的情况下，会选择自杀。

此外，抑郁症也会有一些生理表现，包括常见的疲劳感、睡眠不足或者严重嗜睡，食欲不振或者暴饮暴食等。

这些表现都是可能患上抑郁症的迹象，无论患者本人还是家人和身边的人，都会有所察觉。但是很多患者选择强行忍耐，不愿意接受治疗。对于抑郁症的一些误解和偏见有时会导致讳疾忌医。

抑郁症是一种必须接受医疗介入的疾病。为了防止发生最糟糕的情况，一旦发现了上述迹象，务必尽早到专业医疗机构就诊。

不要忽视，这些都是抑郁症的信号

心理迹象

- 悲伤、抑郁、消沉，这种情绪几乎每天发生，几乎整天持续
- 对什么事情都没有兴趣
- 做什么都不开心，一切都没意思
- 感知到自己的干劲、欲望下降，精力难以集中
- 不想见人
- 强烈地感到自己没有价值
- 强烈地认为自己罪孽深重
- 想用死来结束一切

生理迹象

- 容易疲惫
- 失眠或者嗜睡
- 食欲下降或者暴饮暴食
- 想吐
- 头痛
- 肩膀僵硬
- 眩晕
- 严重便秘

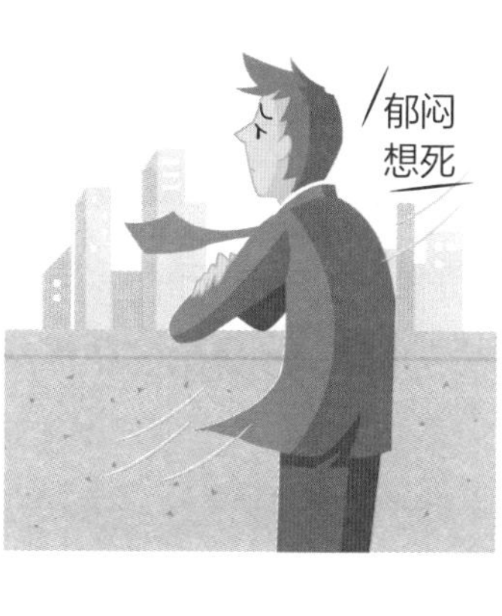
郁闷
想死

SOS的信号

sign

不要忽视

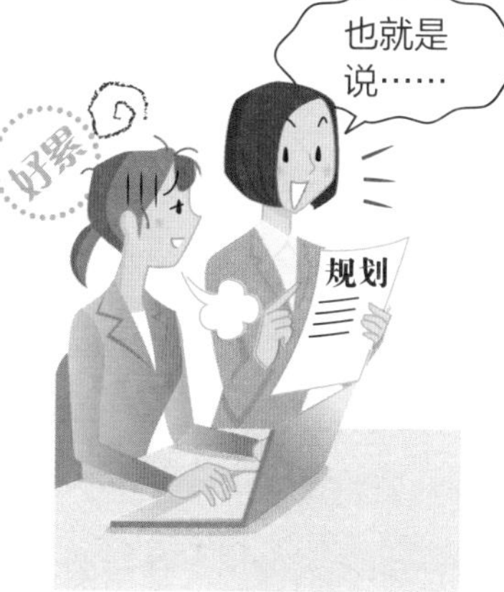
也就是说……
好累
规划

如果身边的人出现了这些迹象

- 和从前相比整个人没有精神，表情暗淡
- 经常说自己身体不舒服（疲劳、酸软、感觉疼痛等）
- 工作或者做家务的效率降低，频繁出错
- 回避与周围的人交流
- 不想出门
- 迟到、早退、缺勤等情况增加
- 开始酗酒

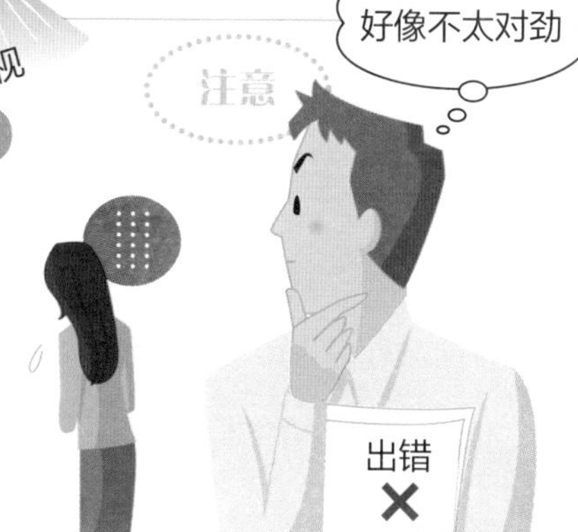
好像不太对劲
注意
出错
×

从心情抑郁开始的负面连锁反应

警惕悲观的思维模式

为了使大家更深刻地理解抑郁症，这一节将更加详细地描述一些抑郁症的症状。

抑郁症曾被形容为是“心灵感冒”，但是这绝不是说抑郁症“是像感冒一样的小毛病”。患上感冒就算不去医院，不吃药，也可能自行痊愈，抑郁症却是一种必须接受医学手段治疗的疾病。这种疾病导致的抑郁不可能随着时间流逝而好转，甚至非常痛苦。

抑郁症的病症特征不仅包括严重的情绪低落，还有对现实的悲观。这其中存在一定的自身性格因素，但是一些原本性格阳光向上的人，在患病后也会变得悲观起来。

举例而言，心情烦闷不想上班，这种情况我们谁都有过。如果是普通的郁闷，休息两三天通常就能恢复元气。而如果是抑郁症，则会陷入一种恶性循环：“好累，好想休息”→“我不去上班会给别人添麻烦”→“我得加把劲才行”→“不行，我还是做不到”→“我真是个没用的人”→“好累，好想休息”……

“休息一下，别着急”“只是歇一天，很快就能赶上进度”，如果能够这样调整自己的状态，就能够切断恶性循环，但是抑郁症患者是做不到这一点的。抑郁情绪会催生悲观的思维方式，悲观的思维方式又会加剧抑郁。

抑郁症患者陷入的“恶性循环”是什么样的

悲观的看法在头脑中挥之不去、来回循环，这是抑郁症患者特有的思维模式。想要摆脱这种状况，就必须切断这个循环，但是抑郁症患者无法做到。

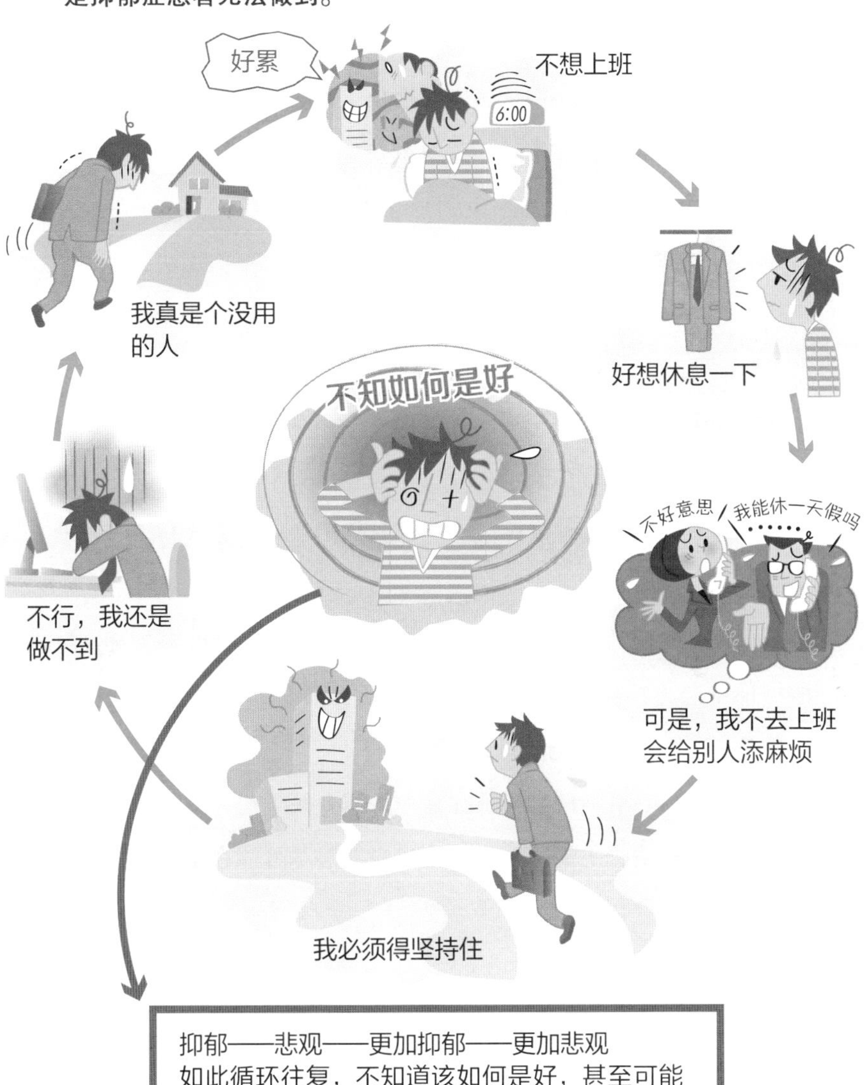
好累
不想上班
6:00
好想休息一下
不好意思
我能休一天假吗
可是，我不去上班会给别人添麻烦
我必须得坚持住
不行，我还是做不到
我真是个没用的人
不知如何是好

抑郁——悲观——更加抑郁——更加悲观
如此循环往复，不知道该如何是好，甚至可能认为“死了才能轻松”

这些情况发生在抑郁之前

如果是普通的情绪低落，一旦有什么好事发生，心情自然会放晴。但如果是抑郁症，就会陷入悲观思维模式的恶性循环，无论发生什么事情，情绪也不会好转。

无论做什么，也无法产生开心、愉悦、享受的心情，吃到喜欢的美食也没有感觉，兴趣爱好消失。如果刻意做一些想让自己开心的事情，反而更加难受，陷入一种“无论做什么也没用”的绝望之中。

如果情况继续恶化，感情甚至再难产生波动。不但无法感受喜悦，也无法体会悲伤。一切皆化为虚无。活着这件事变得没有意义，开始反复考虑要不要结束生命。

抑郁症患者无法摆脱悲观的思维模式，完全找不到解决方法，极度的痛苦会催生一种“死了反而是种解脱”的念头。

在抑郁症患者之中，有些人会思考具体采取何种方式自杀，也会有人付诸实践。

有些人可能认为抑郁症是一种心理疾病，不会伤及性命。确实，内心的抑郁不会直接导致心脏停止跳动，但是伴随抑郁而来的绝望、痛苦、空虚，却足以使人放弃自己的生命。

本书之所以一直强调“抑郁症是一种需要医学治疗的疾病”，就是希望能够预防最糟糕的情况发生，使患者能够尽可能在早期接受适当的治疗。

抑郁症是一种危及生命的疾病

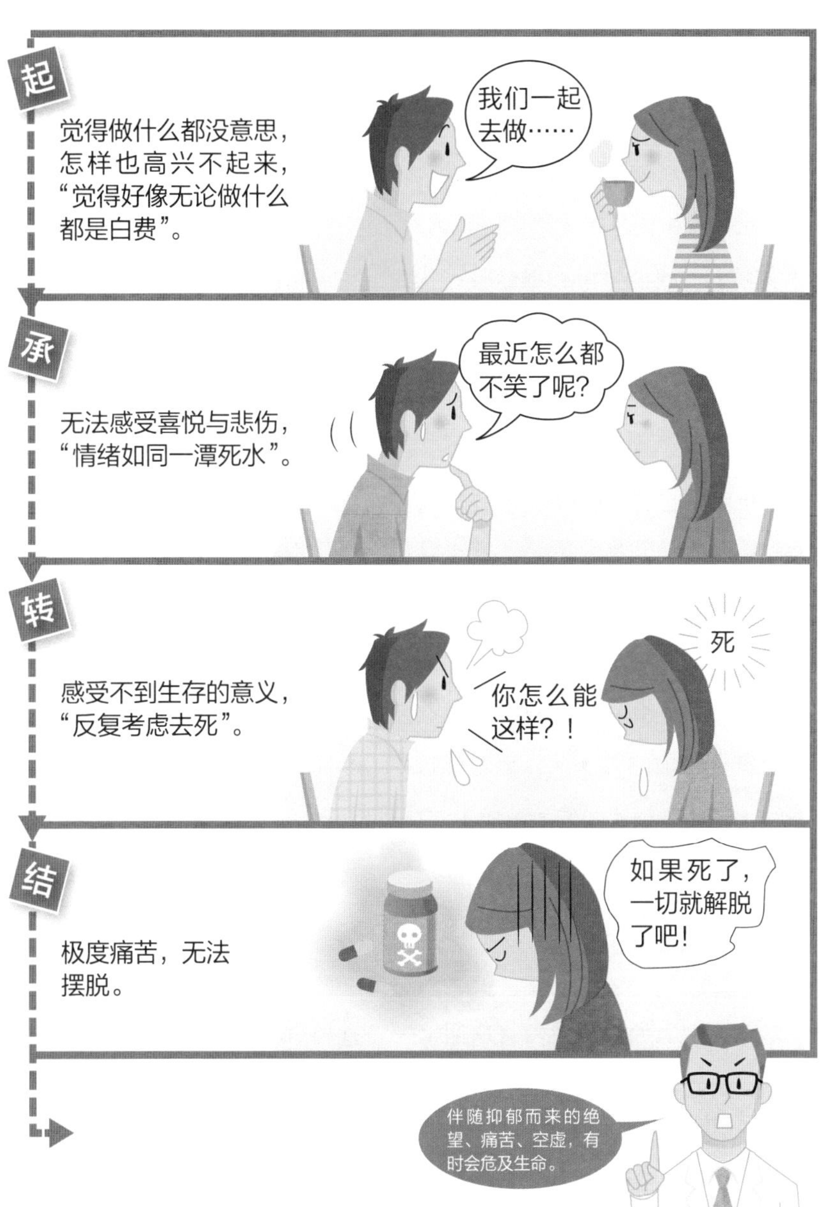
起
觉得做什么都没意思，怎样也高兴不起来，“觉得好像无论做什么都是白费”。
我们一起去做……
承
无法感受喜悦与悲伤，“情绪如同一潭死水”。
最近怎么都不笑了呢？
转
感受不到生存的意义，“反复考虑去死”。
你怎么能这样？！
死
结
极度痛苦，无法摆脱。
如果死了，一切就解脱了吧！
伴随抑郁而来的绝望、痛苦、空虚，有时会危及生命。

认知与现实之间出现偏差

抑郁症的心理症状始于心情低落，逐渐发展为悲观的思维方式，这种思维方式不会消失，“不如一死”的想法会越来越强烈。为何会如此悲观？究其原因是抑郁症患者的“认知”与“现实”之间存在巨大偏差，对正在发生的情况无法做出正确判断。

实际上，我们每个人都体验过认知偏差的情况。比如说，我们都见过那种没什么本事却表现得不可一世的上司。这种人对自己的能力过分夸大，这其实就是一种认知偏差。再比如说，一些女性非常美丽，很有人缘，但是却认为自己没有魅力，缺少自信。这种人对自己的魅力评价过低，这也是一种认知偏差。

虽然这种认知偏差的情况并不算什么罕见现象，但是抑郁症患者在认知和现实之间的偏差却是十分巨大的，偏离度极高。

抑郁症患者往往存在异常的自我否定倾向，极度自卑。明明没有给任何人添麻烦，却觉得“自己对不起这个世界，只能以死谢罪”“自己活着是没有价值的”，认真地考虑自我了断。由于这些判断是完全没有依据的，因此这种认知偏差被成为“自罪妄想”。

另一种常见于抑郁症患者的认知偏差被称为“贫穷妄想”。明明并不缺钱，却深陷于“如果一贫如洗怎么办”“如果破产该如何”的困扰之中。

就算周围人如何说“没有这回事”，这种带有妄想性质的认知偏差也无法得到修正。

抑郁症的认知偏差是带有妄想性质的

妄想的内容是现实中完全不存在的。“完全没有事实依据”和“无论别人说什么也无法修正”是构成妄想的两个要素。对于抑郁症患者而言，极端的认知偏差有时会导致妄想。

自罪妄想

自罪妄想	现实	认识编差
认为自己是个罪孽深重的人	**明明没有给别人添麻烦**	对不起这个世界 做了无法挽回的事情 自己活着没有价值 只能以死谢罪

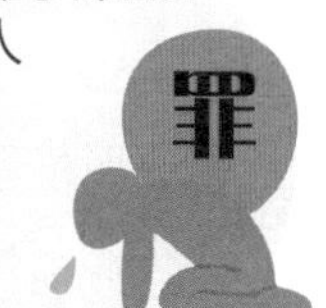

贫困妄想

贫困妄想	现实	认识编差
总担心自己没钱	**明明并不缺钱**	担心自己一贫如洗 担心破产 担心背负巨额债务 担心明天连买米的钱都没有

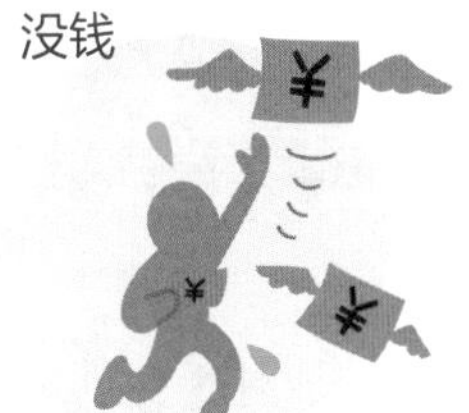

疾病妄想

疾病妄想	现实	认识编差
总担心自己患上要命的大病	**其实并没有什么大毛病**	肚子疼一定是胃癌 胸口痛是心梗的前兆 头痛肯定是脑部肿瘤 如果确实身患疾病，则会担心病情恶化，“我命不久矣”

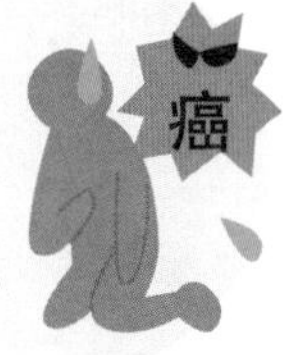

欲望消失，什么事都懒得做

一旦患上抑郁症，无论做什么事情都再也无法感到愉悦。人生再也没有什么期盼，只剩下空虚，对任何事情都无法产生欲望。

一个人在情绪低落的时候，确实会觉得做什么都打不起精神。但是通常来说，还是会保持最起码的工作和生活。比如家里攒了很多脏衣服，“真烦，但是差不多得把衣服洗洗了”；比如闹钟响了，还是会老老实实去上班。

但是对抑郁症患者来说，连这种程度都做不到，就算脏衣服堆积如山，也不会去洗。不但对于家务和工作提不起什么兴趣，就连此前沉迷的兴趣爱好和娱乐活动也是一样。甚至吃饭、洗澡、保持仪表等基本的生活行为也无法维持。

当我们对某些事情有欲望的时候，原本就意味着心里对这件事感兴趣或者有所期待。至于工作和学习这些完全没意思的事情，完成之后的成就感或者解放感也是激发欲望的一种方式。而抑郁症患者无法感知这些情绪，因此也就无法产生欲望。

这种状态在别人眼中可能会成为“倦怠懒散”。但是对于抑郁症患者而言，并不是“不想做，于是不做”，而是“就算想做，也做不成”。由于“我必须那样去做”的想法是很强烈的，但是却没办法把想法转换为行动，倍感自责。“连这种事情都做不来，不如死了算了”，这种悲观的念头又会加剧抑郁。这种车轱辘一样的恶性循环，会使患者越来越泥足深陷。

无法产生“做些什么吧”的欲望

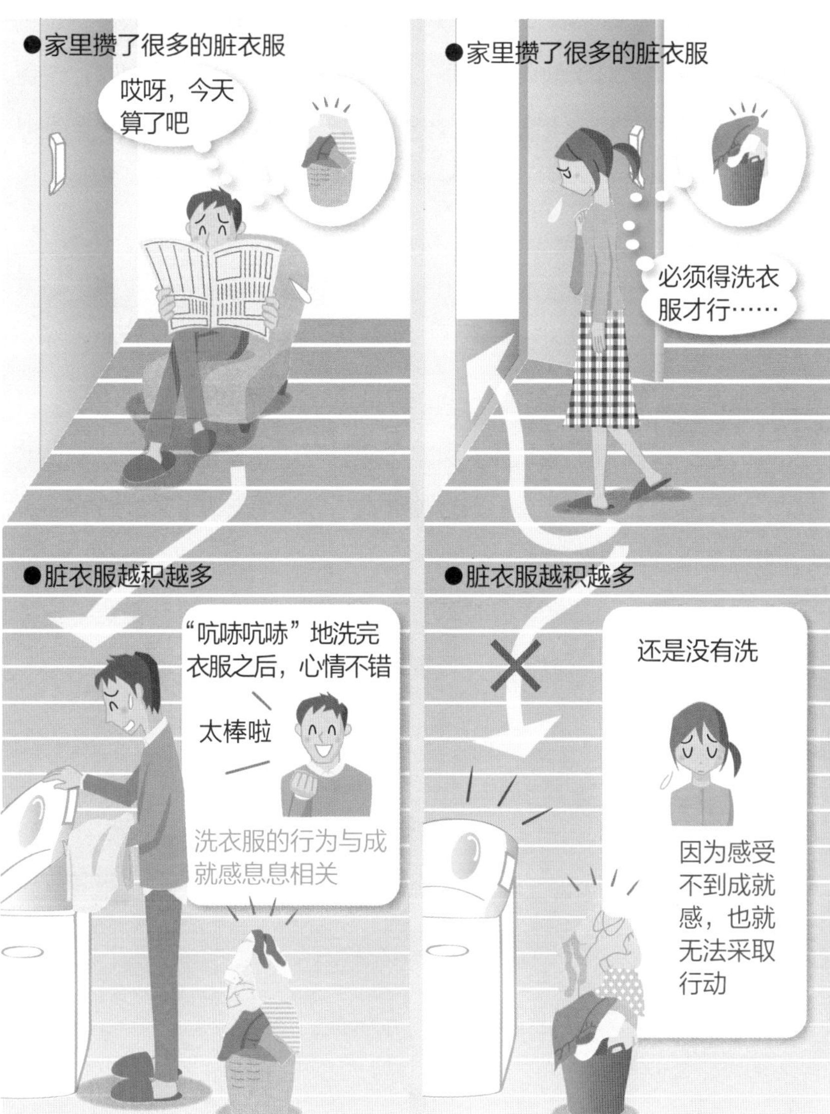

饮食和睡眠习惯发生变化

一旦患上抑郁症，饮食和睡眠习惯都会发生变化。

通常来说，食欲会减退。抑郁症患者对所有事情都失去兴趣，也包括对食物的欲望。对于健康人来说，吃到喜欢的食物自然会感叹：“美味！”而对于抑郁症患者来说，曾经心爱的食物再也无法使他发出类似的感慨，很多患者称自己“无论吃什么都味同嚼蜡”。饮食无法带来乐趣，自然无法产生食欲。

一部分抑郁症患者根本感觉不到饥饿，还有一部分感觉很饿，却不想进食。明明已经饿得胃袋空空，心慌胸闷，却不能唤起丝毫的食欲。随着饮食减少，体重也会降低。

而另外一些抑郁症患者却表现为食欲骤增，体型发福。尤其常见的情况是对于甜食格外热衷。但是这种进食方式却不是为了体会食物的美味，更像是通过吞咽来填补空虚。

在睡眠方面，抑郁症患者常见失眠的情况。很多人在怀疑患上抑郁症之前，都曾由于失眠前往内科或者神经内科接受治疗，在治疗的过程中确认抑郁症才是导致失眠的原因。

由抑郁症导致的失眠通常不是整夜无眠，而是在半夜或者清晨时分清醒，脑海中开始车轱辘式地出现各种悲观念头，然后再也难以入睡。

不过也有一些患者的症状完全相反，不但夜里的睡眠时间很长，在白天也十分困倦，陷入嗜睡状态。

抑郁症对饮食和睡眠的影响

对饮食的影响

无法体会食物的美好

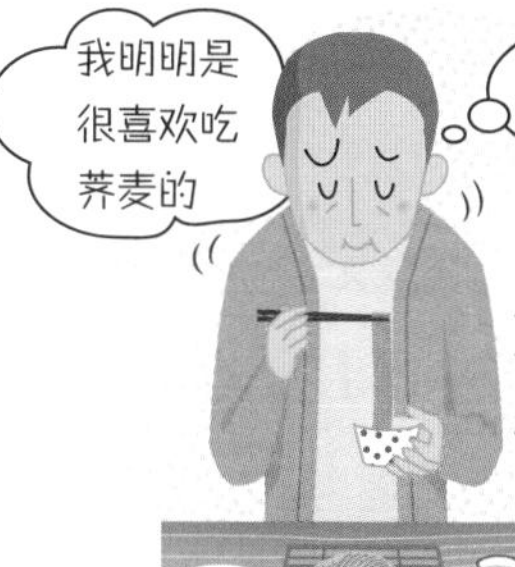
我明明是很喜欢吃荞麦的
但是吃起来像是在嚼砂子一样无味

对于喜欢的食物不再觉得美味

没有饥饿感

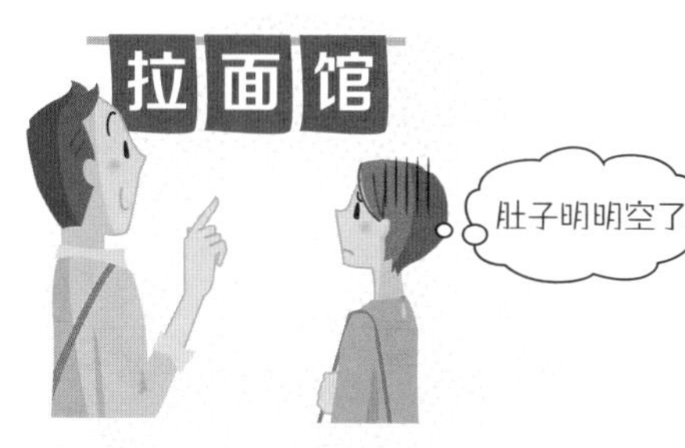
拉面馆
肚子明明空了

饥饿也无法激发食欲

对吃饭失去兴趣

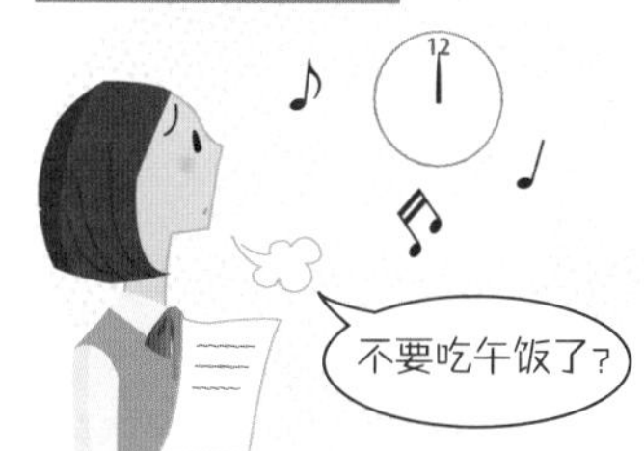
12
不要吃午饭了？

肚子咕咕叫，却完全没有食欲

暴饮暴食

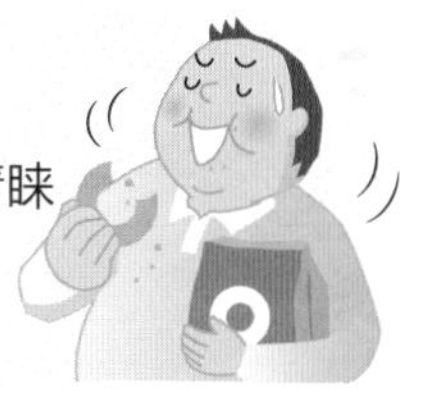

对甜食格外青睐

对睡眠的影响

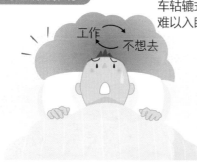

车轱辘式思考，难以入睡

工作
不想去

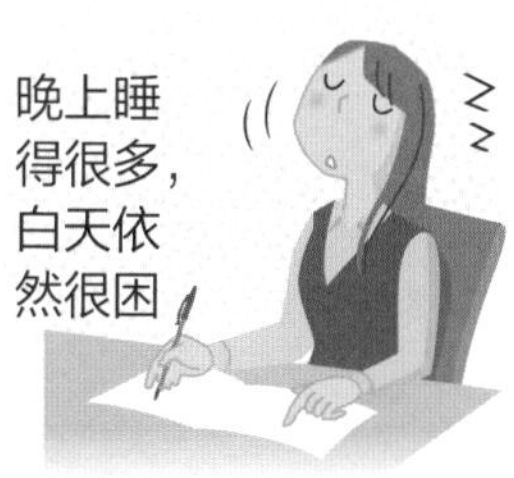

晚上睡得很多，白天依然很困

集中力和判断力下降

抑郁症会导致思维能力和集中力下降，此前得心应手的事情再也没办法做好。

头脑的运转变得迟缓，难以理解别人说的话，没办法思考；无法摆脱悲观的思维方式，原本的思考能力无法发挥；注意力无法集中，看书的时候一个字也看不进去；对做任何事情都没有欲望，再也无法集中精力去做一件事；思维能力和集中力都严重衰退，无论工作还是家务都会失误频频。如果患者是个孩子，那么在学校的成绩会直线下降。

除此之外，抑郁症患者有很强的自我否定倾向，严重缺乏自信，因此很难对事情作出判断，也很难进行决断。不但是对于重大事项难以抉择，对于日常生活中的小事同样无所适从，比如明明是去购物，结果却无法定夺只好空手而归。

由于这些症状直接影响患者的日常交往、社 会生活和学业，周围的人往往容易察觉，本人也会有所自觉，“脑子似乎变得不太好使”“人好像变傻了一样”。

如果患者的年岁较大，有时会被误认为是老年痴呆症。因此，一些老年抑郁症患者也被称作“假性老年痴呆[1]”，如果接受抑郁症治疗，类似老年痴呆的症状会得到改善。

此外，也有老年痴呆症被误认为是老年抑郁症，也会有老年痴呆症和老年抑郁症同时发生的情况，因此尽早确定病因并接受适当的治疗是十分重要的。

---

❶ **假性老年痴呆** 抑郁症是主因，导致老年人的认知机能和生活能力都有所下降，看起来像是老年痴呆症，实则不然。

曾经得心应手，如今错误百出

抑郁症会导致集中力和判断力下降，原本的思维能力难以发挥。

集中力欠缺

例

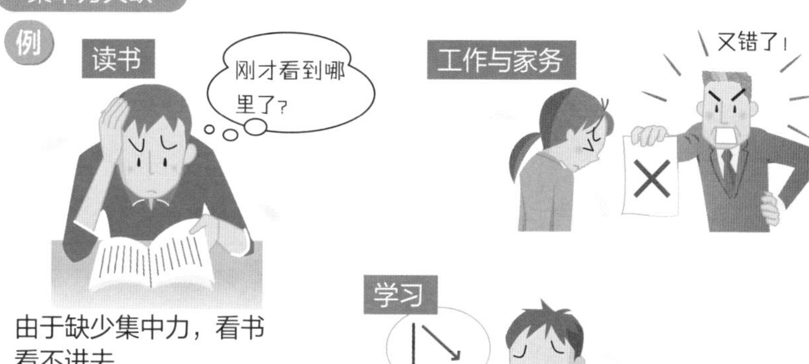
读书
刚才看到哪里了？
工作与家务
又错了！

由于缺少集中力，看书看不进去

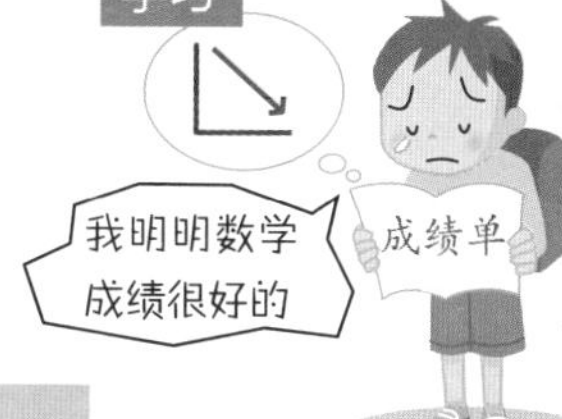
学习
我明明数学成绩很好的
成绩单

学习成绩下降

对事务难以做出判断或者做出决择

判断力下降

例

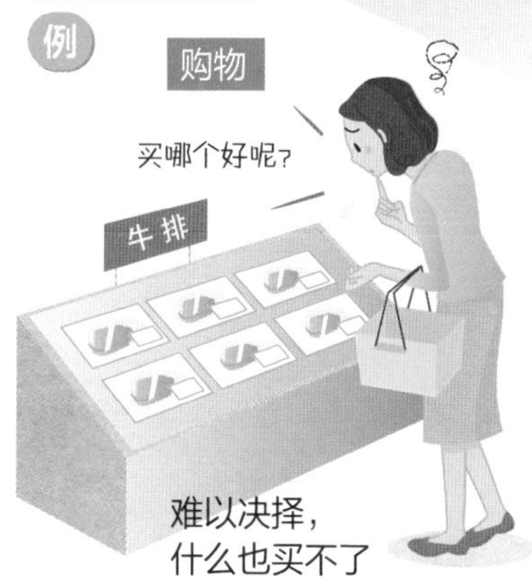
购物
买哪个好呢？
牛排

难以决择，什么也买不了

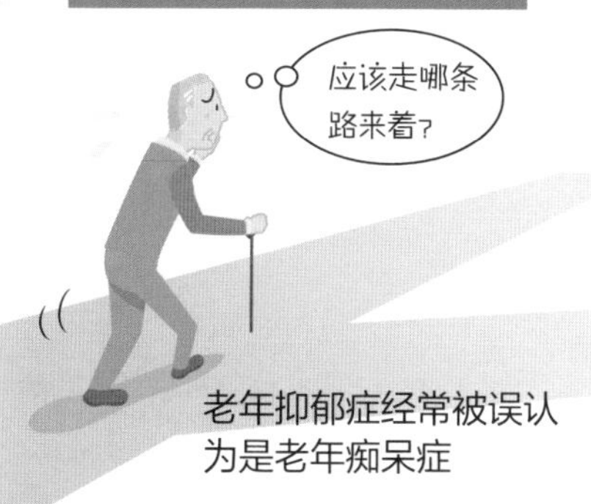
老年抑郁症患者的常见情况
应该走哪条路来着？

老年抑郁症经常被误认为是老年痴呆症

疲劳倦怠，总觉得身体不舒服

患上抑郁症之后，不但心理上会陷入消沉，在生理上也会出现诸多不适。除了上文提到的食欲不振和失眠，患者主诉的常见生理症状还有很多。

首先，抑郁症患者常见疲劳倦怠症状，包括“不知为什么总觉得身体很沉重”“像是浑身的力量被抽干了一样，只想立刻躺下”“很容易觉得累”“身体很重，动作迟缓”等多种。抑郁症患者的生理不适往往在清晨上班或者上学的时候表现得最为严重，到了午后至傍晚这段时间，症状则相对较轻。

患者主诉的其他常见症状包括持续头痛、腰痛或者肩膀痛、呼吸困难、口干口渴、出汗、恶心、便秘或者腹泻等。

这些症状并不固定，感到难受的位置也经常发生变化。此外，患者对于症状的描述通常很含糊，“总觉得好像很容易累”“好像是感觉哪里痛……就是很难受……”，这也是此病的一个显著特征。

此外，一部分抑郁症患者的生理症状是发生在心理症状之前的。对于这种类型的抑郁症，生理症状仿佛是一个“假面”，把患者的心理症状掩藏在了下面，因此也被称为“假面抑郁症”[1]。身体不适，患者往往会先选择到内科就诊，但是无论如何检查，也没有发现身体存在可能导致相关症状的异常。就算对于专科医生来说，对于抑郁症的确诊也是很困难的，内科医生往往需要较长的时间才会推断患者的不适可能是由于抑郁症。

如果不但身体感觉不舒服，情绪也发生了变化，最好尽快到心理内科或者精神科接受治疗。

---

[1] **假面抑郁症** 一些轻度抑郁症患者，在抑郁症状发生之前，可能会先出现持续头痛、失眠、身体疼痛或者麻痹等生理症状。

生理症状先于心理症状发生的“假面抑郁症”

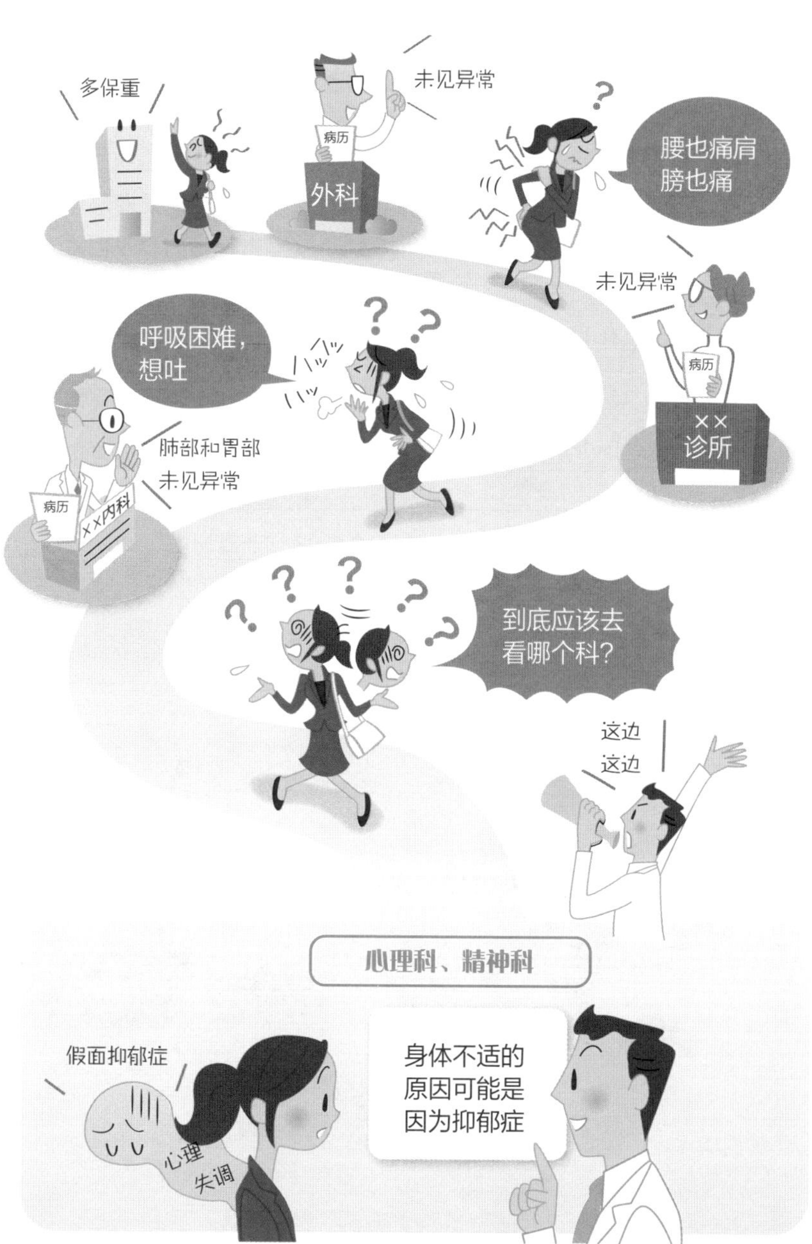
多保重
未见异常
病历
外科
腰也痛肩膀也痛
未见异常
病历
××诊所
呼吸困难，想吐
ハッ
ハッ
ハッ
肺部和胃部
未见异常
病历
××内科
到底应该去看哪个科？
这边
这边
心理科、精神科
假面抑郁症
心理
失调
身体不适的原因可能是因为抑郁症

不同类型抑郁症的特点

不同抑郁症患者的状态实际存在很大区别。根据患者的核心症状以及典型症状，结合特定时期出现的症状，可以将抑郁症分为多个类别。根据抑郁症的发病原因、轻重程度等，抑郁症有很多种分类方法，本书主要将《DSM-Ⅴ》提供的诊断标准作为分类标准。

混合型抑郁症

情绪极度低落的“抑郁状态”与情绪异常高涨的“躁狂状态”并存。如果抑郁与躁狂交互出现则为“双相障碍”，其治疗方法与抑郁症有所区别，而如果是同一时期内发生这两种症状，则可确认为混合型抑郁症。混合型抑郁症非常危险，极易发展为双相障碍，因此在治疗过程中必须非常慎重。

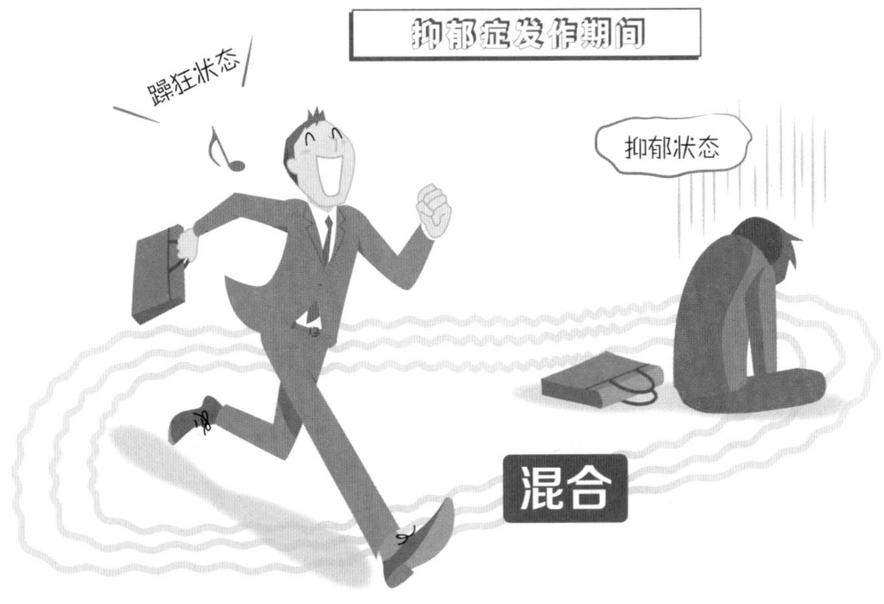

不同类型抑郁症的特征

焦虑型抑郁症

在抑郁症状中，由于不安所导致的痛苦较为突出。
以下症状中，至少会出现两项。

测试一下吧！

1 □
2 □
3 □
4 □
5 □

1 紧绷感、紧张感

2 非常难以保持冷静

3 不安的情绪导致精力无法集中

4 恐惧感，总害怕会发生什么不好的事情

5 强烈不安，失去自我控制力

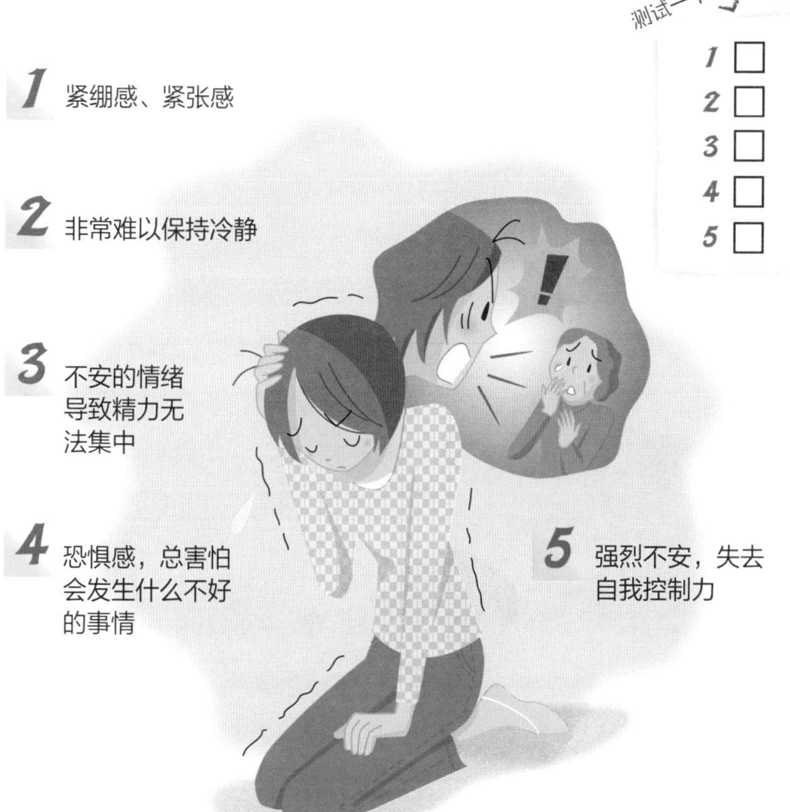

强烈的不安感会增加治疗难度，导致症状久治不愈，而且导致自杀的风险较高，需要接受正确的诊断，制定适当的治疗方案，通过持续的治疗降低焦虑感

非典型抑郁症

此类抑郁症的特点在于，如果发生什么高兴事，患者的症状可能暂时得到好转。如果患者周围的环境十分友好，甚至可能较长时间保持较好的心情状态。此类抑郁症患者往往会出现下列症状中的至少两项。

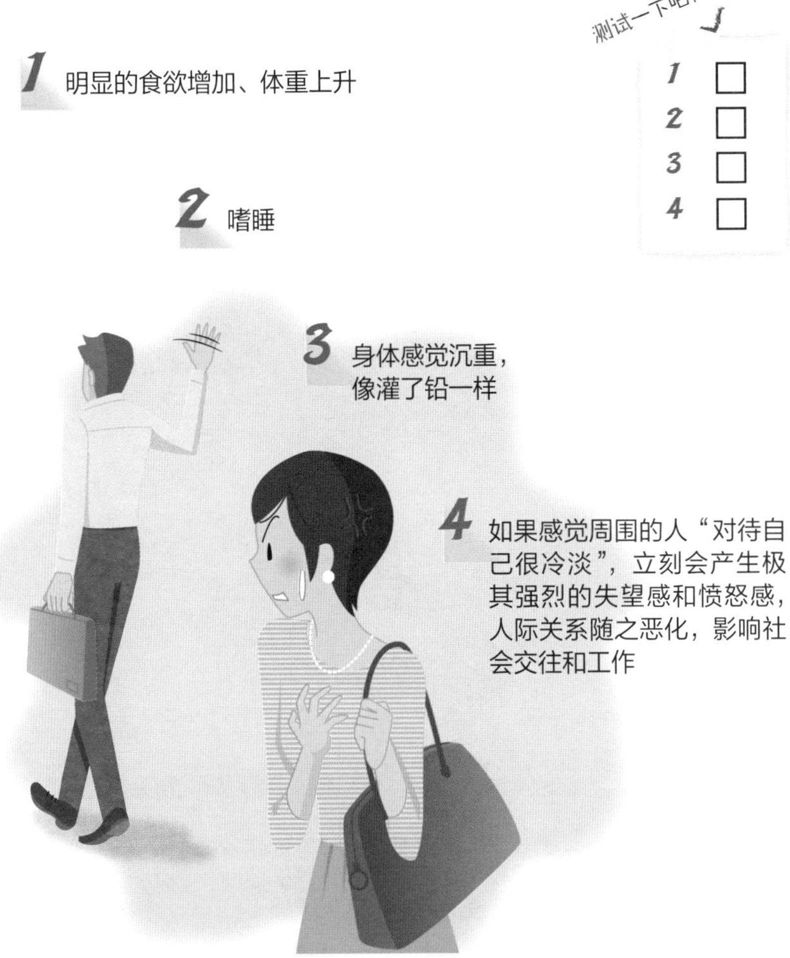

测试一下吧！
1 □
2 □
3 □
4 □
1 明显的食欲增加、体重上升
2 嗜睡
3 身体感觉沉重，像灌了铅一样
4 如果感觉周围的人“对待自己很冷淡”，立刻会产生极其强烈的失望感和愤怒感，人际关系随之恶化，影响社会交往和工作

不同类型抑郁症的特征

忧郁型抑郁症

作为重度抑郁症的一种类型，此类抑郁症患者的症状更加严重，几乎所有事情都不能使患者产生愉悦感，任何好事都无法使患者情绪产生哪怕一瞬间的好转。此类抑郁症患者往往会出现下列症状中的至少三项。

测试一下吧！

1 □
2 □
3 □
4 □
5 □
6 □

1 深刻的沮丧、绝望、空虚，与平常的抑郁存在性质上的明显差异

2 清晨的抑郁症状更严重

3 比早上正常起床时间起码提前两个小时就醒了

4 动作迟缓，不爱说话，音量变小；强烈的焦虑感导致患者无法控制地出现很多小动作（其程度会引起周围人的注意）

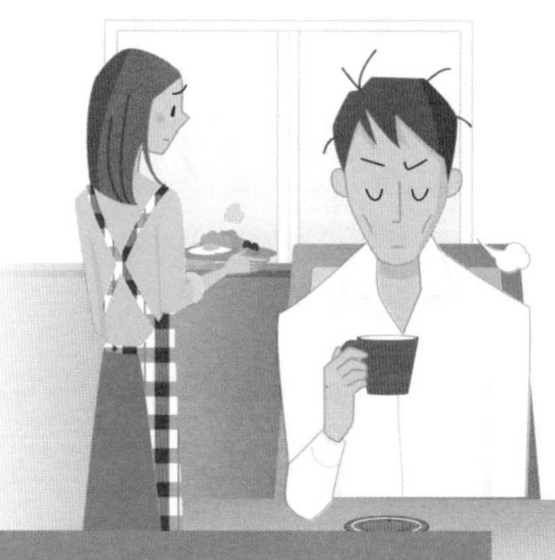

5 食欲明显下降，体重减轻

6 毫无根据的过分自我责备

以上症状基本不会发生于轻度抑郁症，多见于需要入院治疗的重度抑郁症患者，甚至可能引发精神疾病。服用抗抑郁类药物通常可以起效

季节型抑郁症

此类抑郁症的发病时间存在时间规律，症状发生于一年中的某个特定季节，季节结束，抑郁症状随之消失。症状特点包括体力下降、嗜睡、食欲增加（特别是偏爱甜食和碳水化合物）、体重增加等。

此类抑郁症多发于秋冬季节，而随着春天到来、气候变化，症状也会好转。不过，如果是每年年底的时候由于担心失业导致心理压力增大，此类情绪变化虽然与时节有关，却不能被认为是季节型抑郁症。

抑郁症为何会在特定的季节发病，其确切原因目前仍不明确，但是通常认为日照时间越短，发病率越高，或许是由于阳光可以促进大脑内部褪黑素[1]的合成。

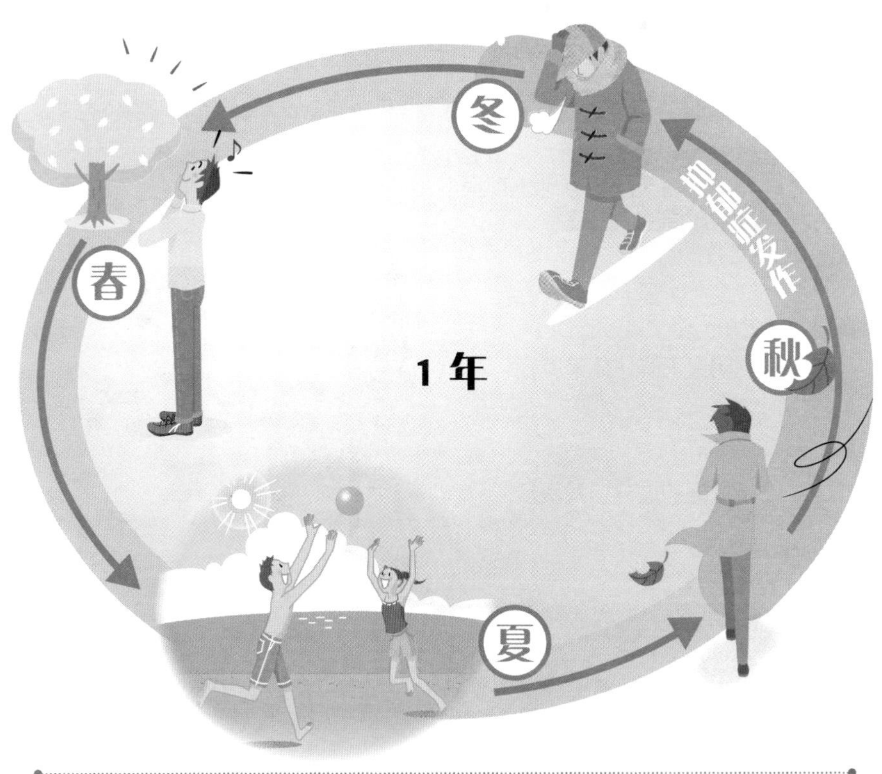

[1] 褪黑素　脑内松果体分泌出来的一种激素，负责睡眠、清醒等生理机制。

不同类型抑郁症的特征

围产期型抑郁症

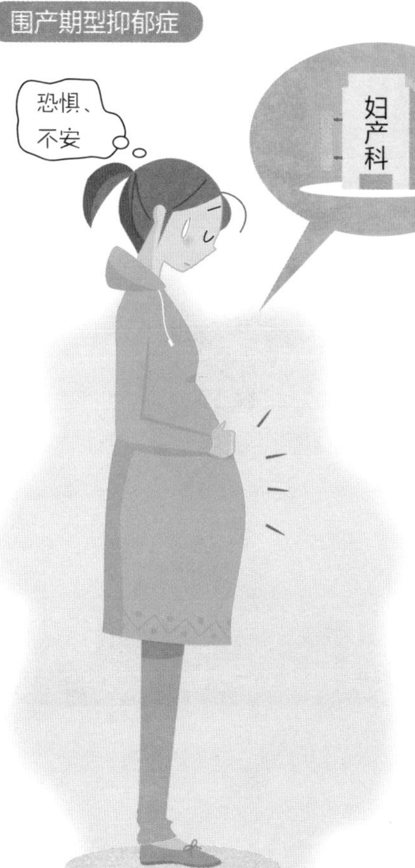

通常发生于怀孕期间以及产后4个月的抑郁症类型。怀孕和生产虽然一件喜事，但是会给女性带来剧烈的变化。雌性激素水平紊乱会导致各种身心不适，怀孕和生产导致的压力也与发病之间存在深刻关联。围产期抑郁症不但会带来情绪低落，还会导致身体疲惫、四肢酸软、嗜睡等生理症状，难以打起精神看护孩子或者整理家务。这会导致强烈的自责情绪以及对于育儿怀有强烈的不安和恐惧。

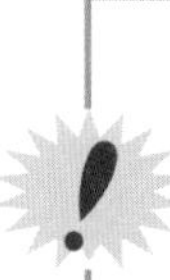

对于刚刚生育后的女性，短时期的心情低落较为常见。这种情况通常并非抑郁症。与围产期抑郁症相比，这种产后情绪波动的症状较轻，持续数日或数周后可以自行恢复，但是如果情况恶化，也可能发展为产后抑郁症，需要加以注意。

紧张型抑郁症

此类抑郁症较为罕见，伴随着类似紧张症候群的症状，主要表现为“兴奋”和无反应的“木僵”状态交替发生。

紧张症的症状包括身体僵硬无法动弹，对别人的问候无法作出回应，陷入异常水平的活跃，机械性地重复对方语言和动作等。

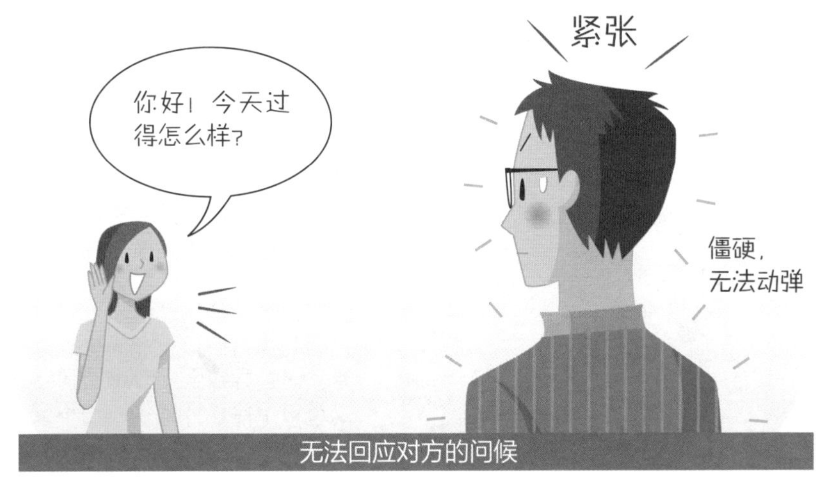
你好！今天过得怎么样？
紧张
僵硬，无法动弹
无法回应对方的问候

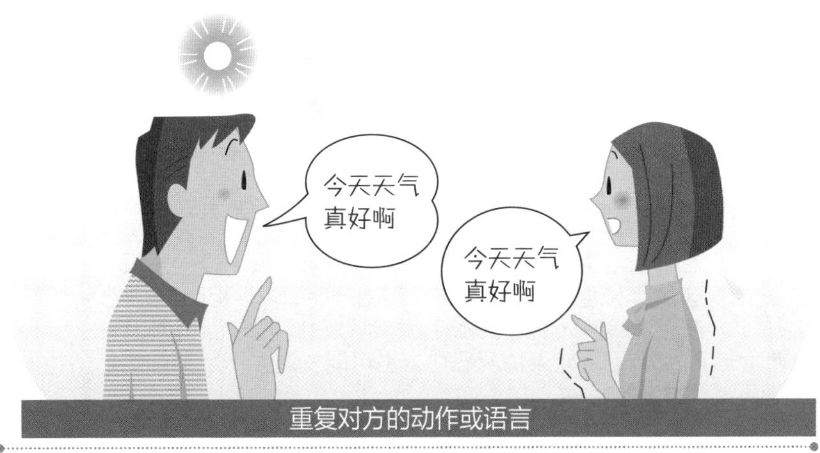
今天天气真好啊
今天天气真好啊
重复对方的动作或语言

不同类型抑郁症的特征

精神疾病型抑郁症

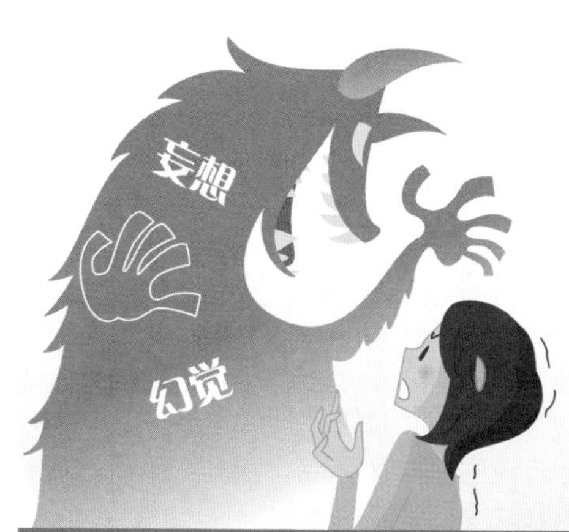

抑郁症可能导致妄想或幻觉、幻听。比如听到“你不如死了算了”，或者看到“实际上并不存在的人或者动物”，又或者出现“周围的人都欺负我”“一种肉眼看不到的力量在伤害我”“我的身体正在腐烂”等妄想。

看到实际并不存在的人或者物

本节内容根据发病时期的典型症状以及特点对抑郁症的不同类别进行了介绍，一些抑郁症无法明确分类，或者随着诊断的不断推进才能有所发现。不过，一旦发现了与上述特征相符的症状，即使病状和过程有所差别，也应该接受有针对性的治疗，寻求正确的诊断。

此外，对于抑郁症是初发还是复发，也有一套分类方法。初发被称为“单一性抑郁症”，复发则被称为“反复性抑郁症”。如果抑郁症典型症状发生两次或者以上，并不一定满足被确诊为反复型抑郁症的条件，相关症状还必须至少持续两个月以上。

前文提到的季节型抑郁症，就是一种典型的反复性抑郁症。

对抑郁症的严重程度进行分类

有些患者的工作和生活难以继续，有些则不然

上一章主要介绍如何按照发病时的特征和症状对抑郁症进行分类，本章则是关于如何按照严重程度进行分类。

《DSM-Ⅴ》将抑郁症的轻重程度分为“轻度”“中度”“重度”三个等级。如果患者的症状只满足确诊为抑郁症的最低要求，除此之外几乎未见其他症状，则可确认为轻度抑郁症。轻度抑郁症的患者所承受的症状和痛苦程度处于尚可以应付的程度，对社会交往和日常生活造成的影响也有限。

如果是重度抑郁症，诊断标准中列举的症状几乎全都能够对应，症状更加强烈，且痛苦程度几乎是无法承受的，会对患者的社会交往和日常生活造成严重影响。

中度抑郁症的症状数量和强烈程度则位于轻度和重度之间。

虽然都被称为抑郁症，但不同程度抑郁症的症状以及对工作和日常生活造成的影响是存在巨大差异的。“一旦患上抑郁症，无论工作还是生活就都完全无法维持了吧？”这样想的人应该不在少数，但实际上并非如此。如果患上了重度抑郁症，确实社会交往和日常生活都会变得非常困难。如果是轻度或者中度抑郁症，自身的能力虽然无法得到正常发挥，但是工作和生活并不会糟糕到无法维持的地步。然而，轻度抑郁症如果没有得到适当的治疗，也可能导致症状恶化，发展成为中度抑郁症，因此尽早确诊和治疗是十分重要的。

按抑郁症的严重程度进行分类

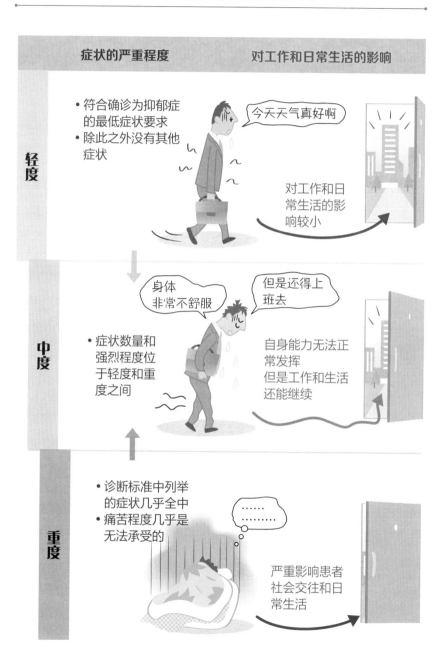

	症状的严重程度	对工作和日常生活的影响
轻度	• 符合确诊为抑郁症的最低症状要求 • 除此之外没有其他症状	对工作和日常生活的影响较小
中度	• 症状数量和强烈程度位于轻度和重度之间	自身能力无法正常发挥但是工作和生活还能继续
重度	• 诊断标准中列举的症状几乎全中 • 痛苦程度几乎是无法承受的	严重影响患者社会交往和日常生活

今天天气真好啊
身体非常不舒服
但是还得上班去
……
………

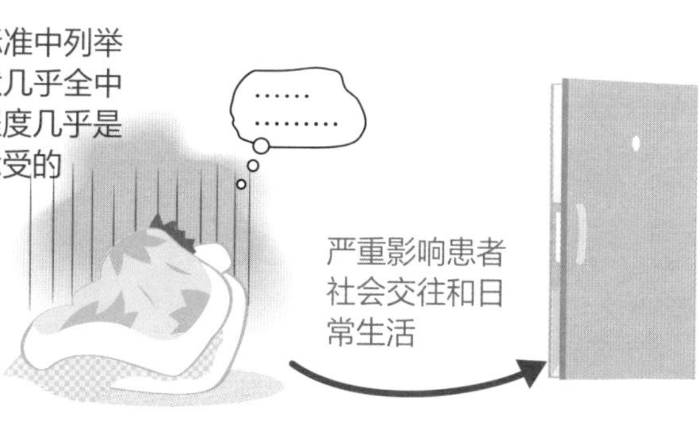

导致抑郁症的危险因素

多种因素叠加导致发病

虽然抑郁症可以分为许多不同的类别，但是最初的发病原因是什么？实际上，这很难准确归结为一两点。

抑郁症常见的发病原因包括，家人或者亲友的离世、离婚、失业等对人生产生重大影响的事件，持续的过劳状态，或者巨大的心理压力。但即使遭遇相同的情况，也并非所有人都会抑郁症发作。有人会因此承受巨大压力，也有人抗压情况良好，虽然感到压力，但能够很好地解决问题，并不会导致抑郁症。

这无疑与每个人的性格存在巨大关联，但是性格除了与生俱来的遗传倾向，还受幼年时期的成长环境以及人生经验等复杂因素的影响。从一个人现阶段的性格，很难确定其形成的原因。

近来，与抑郁症有关的遗传因素研究也取得了进展。但即使拥有同样的遗传因子，也不意味着百分之百会患上抑郁症。抑郁症是一种遗传因素和环境因素综合作用导致的疾病，遗传基因只能说是其中一个危险因素。

因此，抑郁症的发生并非单纯由于压力，或者单纯由于性格或遗传，而是由多种危险因素交错叠加导致的一种疾病。下面我们来依次看一下与抑郁症有关的这些危险因素。

遭遇意外，有人陷入抑郁，有人从容面对

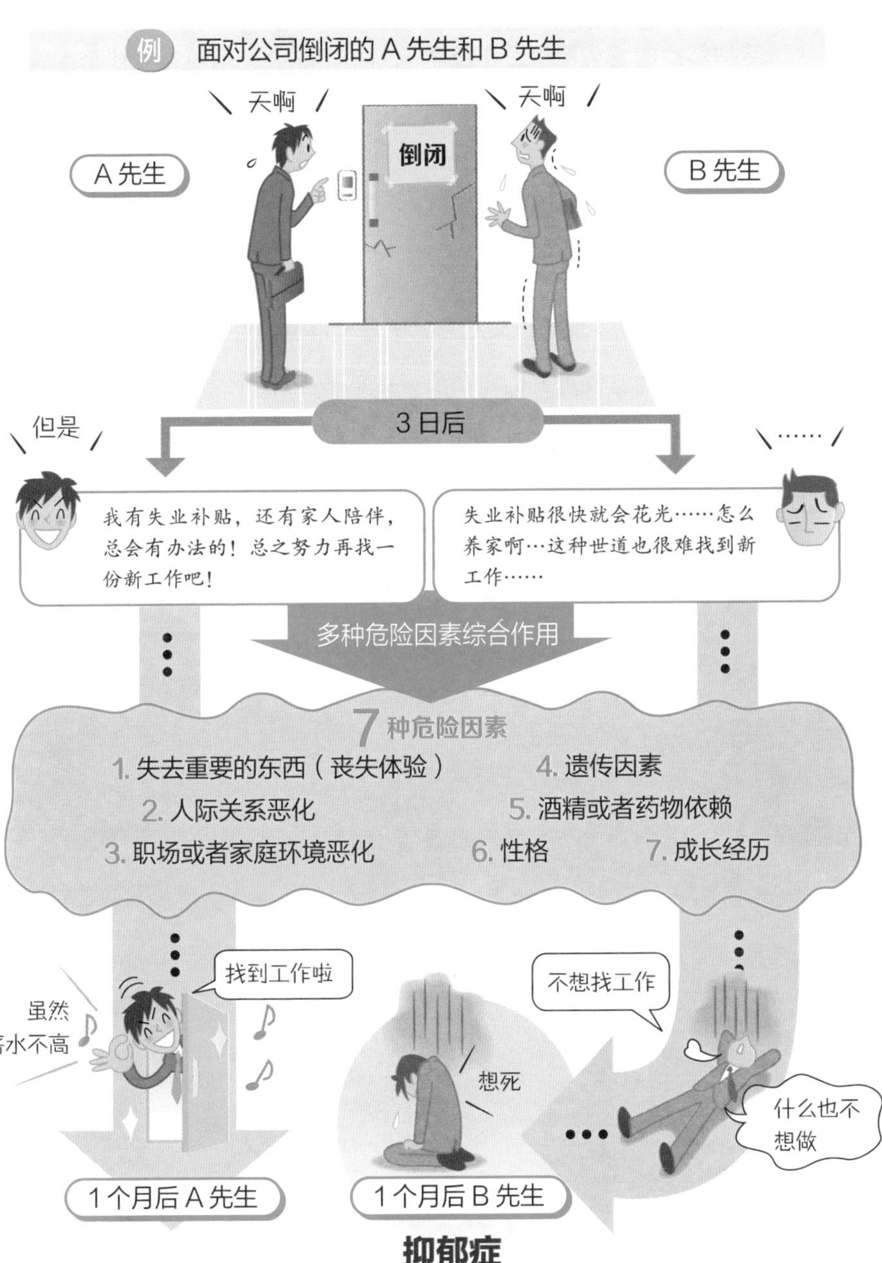
例 面对公司倒闭的A先生和B先生
天啊
天啊
倒闭
A先生
B先生
3日后
但是
……
我有失业补贴，还有家人陪伴，总会有办法的！总之努力再找一份新工作吧！
失业补贴很快就会花光……怎么养家啊…这种世道也很难找到新工作……
多种危险因素综合作用
7种危险因素
1. 失去重要的东西（丧失体验）
2. 人际关系恶化
3. 职场或者家庭环境恶化
4. 遗传因素
5. 酒精或者药物依赖
6. 性格
7. 成长经历
找到工作啦
虽然
薪水不高
不想找工作
想死
什么也不想做
1个月后A先生
1个月后B先生
抑郁症

压力累积或者突遭重压

虽然抑郁症的发病原因并不能单纯归结于压力，但压力往往是导致抑郁症发生的契机。因此说到抑郁症，不能不说到与压力有关的话题。

现代社会处处充斥着压力。其中容易招致抑郁症的导火索包括“失去重要人或物的丧失体验”“环境变化”“人际关系出现问题”等。

我们每天都会面临各式各样的压力，如果突然遭受到非常巨大的压力，或者压力累积演变成为过剩状态，引发抑郁症的可能性就会增加。

由于失去亲人或者重要的东西所导致的丧失体验，是所有压力中冲击最强的一种。这种压力有时会直接导致抑郁症的发生。环境变化以及结婚、生儿育女、升职、升学等喜事有时也会形成巨大的压力。

由于人际关系恶化所导致的压力在强度上或许并不十分突出，但是这种问题可能发生在职场、学校、家庭甚至邻里之间、亲友之间，发生的概率较高。而且人际关系一旦恶化，完全修复的可能性不高，哪怕只是较小的压力也可能积少成多。

此外，经济上的困扰以及身患慢性疾病等可能持续较长时间的问题，也有可能导致慢性压力累积，最终可能就会导致抑郁症的发生。

每个人面对压力的反应有所不同，就算面临同样的状况，有的人会倍感压力，有的人却能妥善应对，性格无疑是导致这种差异的重要因素。

压力不断积累，直到不堪重负

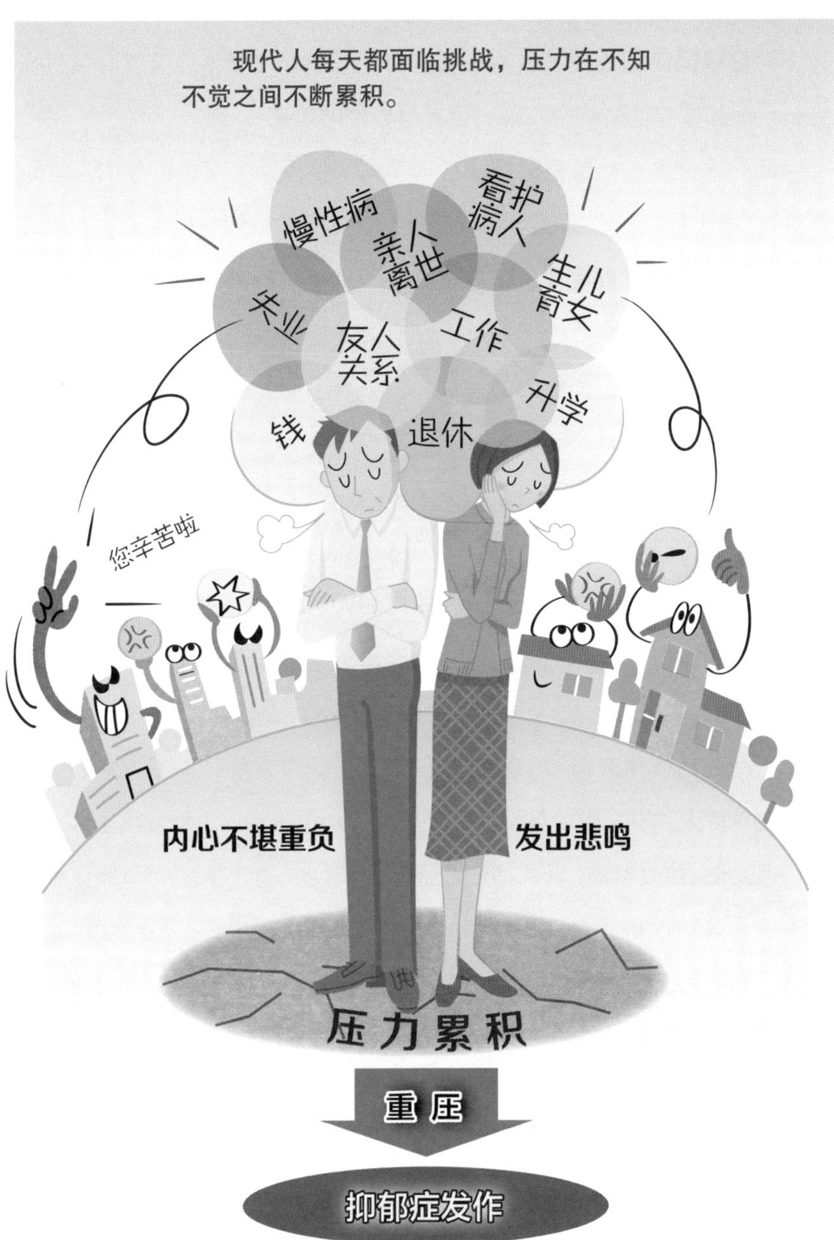
现代人每天都面临挑战，压力在不知不觉之间不断累积。
慢性病
看护病人
亲人离世
生儿育女
失业
友人关系
工作
升学
钱
退休
您辛苦啦
内心不堪重负
发出悲鸣
压力累积
重压
抑郁症发作

哪种性格容易患上抑郁症

针对抑郁症和性格之间的关联，精神医学界在很早之前就开展过研究，认为某些“性格倾向”确实更容易导致抑郁症。

此类学说之一，是德国精神病理学家胡伯图斯·泰伦巴赫(Hubertus Tellenbach）提出的“抑郁亲和型性格”。此类性格倾向的特点在于极度认真，责任感强，重视常识，尊重秩序和规矩。同时，非常重视他人的感受，努力保持圆满的人际关系。拥有此类性格倾向的人往往社会评价较高，本人也非常重视他人的评价，一旦发生问题就非常悲观，产生自责倾向。

此类学说之二，是日本精神病理学家下田光造提出的“执着型性格”。此类性格倾向的特征在于责任感很强，热心工作，完美主义，性格认真，较为固执。拥有此类性格倾向的人容易对一件事情十分执着，坚持到底，绝不示弱。不会拒绝别人提出的请求，无论什么事情都一个人埋头苦干。

这两种性格倾向都属于责任感很强，过于看重秩序，不会采取灵活的态度对待人和事，因此很容易承受压力，却很难将压力释放出去。

但是随着时代变迁以及抑郁症症状的演变，越来越多的抑郁症患者并不符合这些性格特点。在导致抑郁症的诸多因素中，“某些性格倾向容易导致抑郁症”的看法仍有一定市场，但这已经不被看作致病的主要因素，最多只能说是风险因素之一。

抑郁症与性格的关系

以下两种"性格倾向"曾经被认为容易导致抑郁症。

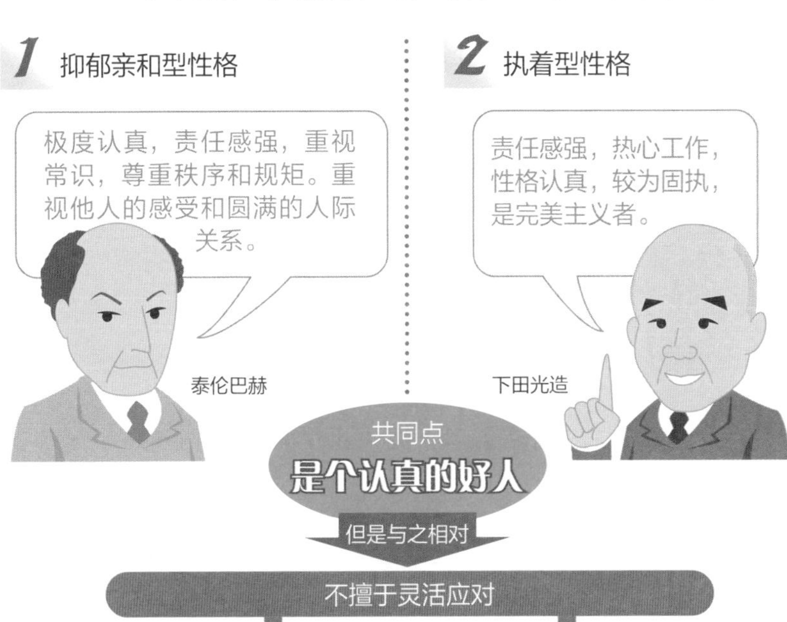

1 抑郁亲和型性格
极度认真，责任感强，重视常识，尊重秩序和规矩。重视他人的感受和圆满的人际关系。
泰伦巴赫
2 执着型性格
责任感强，热心工作，性格认真，较为固执，是完美主义者。
下田光造
共同点
是个认真的好人
但是与之相对
不擅于灵活应对

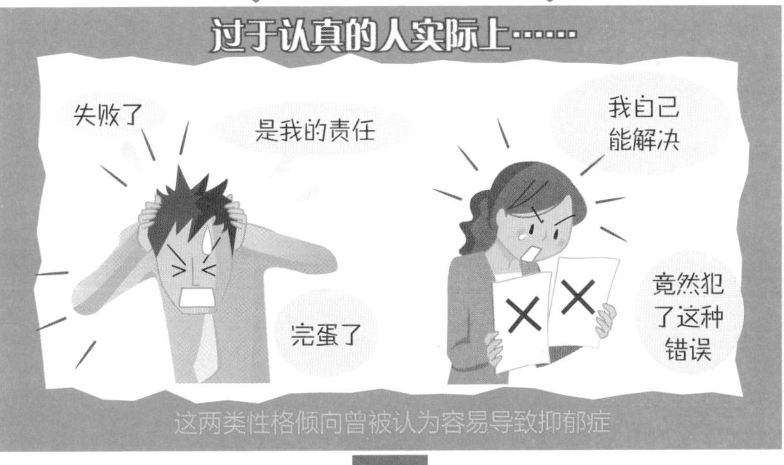

过于认真的人实际上……

是我的责任

我自己能解决
竟然犯了这种错误

但是随着时代变化，认为二者之间并没有必然关系

遗传因素同样重要

近年的各种研究表明，抑郁症与遗传因素之间存在关联。父母或者兄弟等二代血亲之中存在抑郁症患者，那么家族中发生抑郁症的比例要高出2~3倍。此外，与异卵双胞胎相比，同卵双胞胎同时患上抑郁症的概率更高，如果同卵双胞胎中的一方患有抑郁症，那么另一方患抑郁症的概率高达50%~70%，但是这也意味着另一方有30%~50%的概率不会患病，这说明遗传并非唯一的重要致病因素，成长环境和经历等因素同样应该考虑在内。

另一方面，近来遗传基因研究盛行，其中的“血清素运输学机制学说”值得关注。研究显示，精神的安定和放松状态与一种名为“血清素”的大脑物质有关。血清素运输基因是负责调解血清素分泌的一类遗传因子，与性格形成之间存在关联。

读书笔记

抑郁症与生理疾病的关系

生理疾病也是导致抑郁症的风险因素之一。

比如，如果一个人患有糖尿病，那么就必须终生注意饮食健康，这实际上会形成相当大的压力。患上此类慢性疾病，不但需要承受疾病的痛苦，而且治疗过程难免不如人意，引发患者对于能否康复的不安。这种持续压力的可能导致心情低落，并且引发抑郁症。

此外，如果被诊断出癌症、心肌梗塞、脑卒中等危及生命的重大疾病，巨大的心理冲击也可能导致抑郁症。

研究已经证实抑郁症患者的大脑机能会出现失调，不但体质、压力或者生理疾病可能导致的脑部机能失调，患者在治病期间服用的药物也可能导致此类副作用。

比如说，甲状腺功能低下、甲状腺功能亢进、库欣氏综合征等疾病的患者本来就激素水平异常，可能由此引发脑部机能失调并导致抑郁症。此外，帕金森病❶、阿尔茨海默症、脑卒中等由于脑部机能异常导致的疾病也可能引发抑郁症。

可能导致抑郁的药物包括治疗头痛、关节痛、痛经的镇痛及消炎类药物，治疗高血压的降压药，治疗肝炎的干扰素制剂，帕金森治疗药物，激素类药物以及口服避孕药等。

此类抑郁症在《DSM-V》中被分类为“由于其他躯体疾病所致的抑郁障碍”以及“物质/药物所致的抑郁障碍”，以与其他类型的抑郁症相区别。

❶ **帕金森病** 脑内多巴胺分泌不足导致的一种疾病，症状包括手足震颤、肌肉僵硬、动作非常迟缓等。

生理疾病导致的抑郁

生理疾病是导致抑郁症的危险因素之一。由心理压力导致的情绪低落有可能演变成为抑郁症。

糖尿病等慢性疾病

饮食疗法、胰岛素注射等需要终生持续的治疗可能导致抑郁

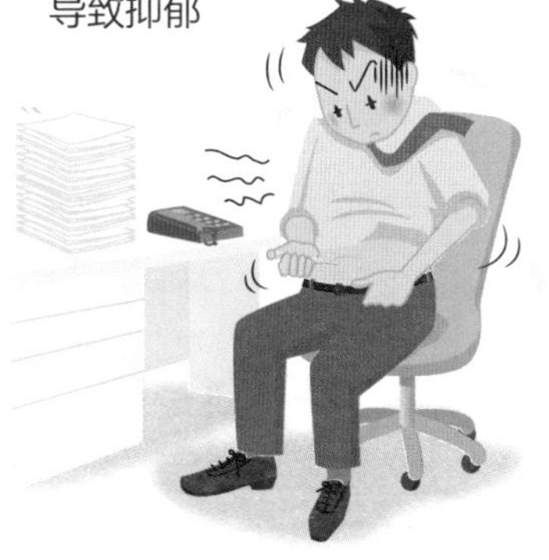

危及性命的重大疾病

癌症、心肌梗塞等疾病产生的心理冲击可能导致抑郁

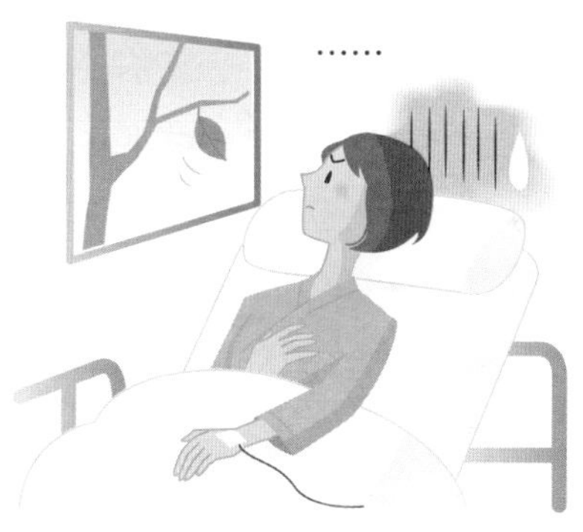

激素水平或者脑内活动异常可能引导疾病

甲状腺功能低下、甲状腺功能亢进、库欣氏综合征、帕金森病、阿尔茨海默症、脑卒中等疾病妨碍脑部机能，可能导致抑郁

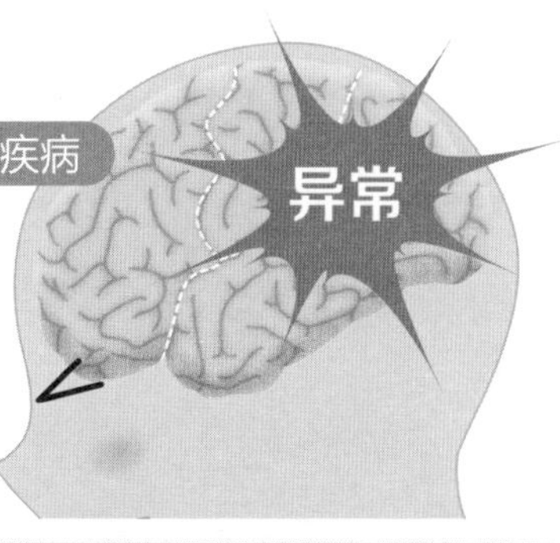

其他可能导致抑郁的药物

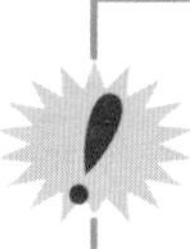

治疗头痛、关节痛、痛经的镇痛及消炎类药物，治疗高血压的降压药，治疗肝炎的干扰素制剂，帕金森治疗药物，激素类药物以及口服避孕药等。此类抑郁症被归类为“由于其他躯体疾病所致的抑郁障碍”以及“物质 / 药物所致的抑郁障碍”。

抑郁症是“心病”还是“脑病”

大脑的信息传递功能支配着你的情绪与情感

抑郁症为什么会发生？为了探知其中原因，前文介绍了可能导致抑郁症的危险因素。本章则将从脑科学的观点出发，揭示抑郁症的发病机理。

本书在第1章中曾经提及，我们的大脑支配着我们的内心，操控着我们的情绪与情感。既然如此，抑郁症作为一种会对情绪和情感造成损伤的疾病，想必是因为大脑内发生了什么问题。实际上，现有研究已经证明抑郁症患者的脑部出现了某种机能失调，精神科医生和心理咨询师也已经普遍认同“抑郁症是一种脑部疾病”这一定论。

那么，在抑郁症患者的大脑内部究竟发生了什么？在对这一问题进行说明之前，让我们先认识一下大脑的信息传递机制。

我们的大脑内部，存在超过1000亿个神经细胞（神经元）。这些神经细胞编织成一张复杂的情报网，负责情绪和情感等信息的交互传递。如果将神经细胞放大，它看起来仿佛由无数短短的触须和一根长长的触须组成。这些短触须称为“树状突起（树突）”，负责接收信息，而长触须称为“轴突”，负责传递信息。如果我们仔细观察这些触须的尖端，会发现各个神经细胞之间的触须并不相连，而是存在一个间隙，称为“突触间隙”。轴突就在这个位置释放信息传递物质，树突则进行接收，从而实现信息的传递。

情绪和情感等信息是这样传递的

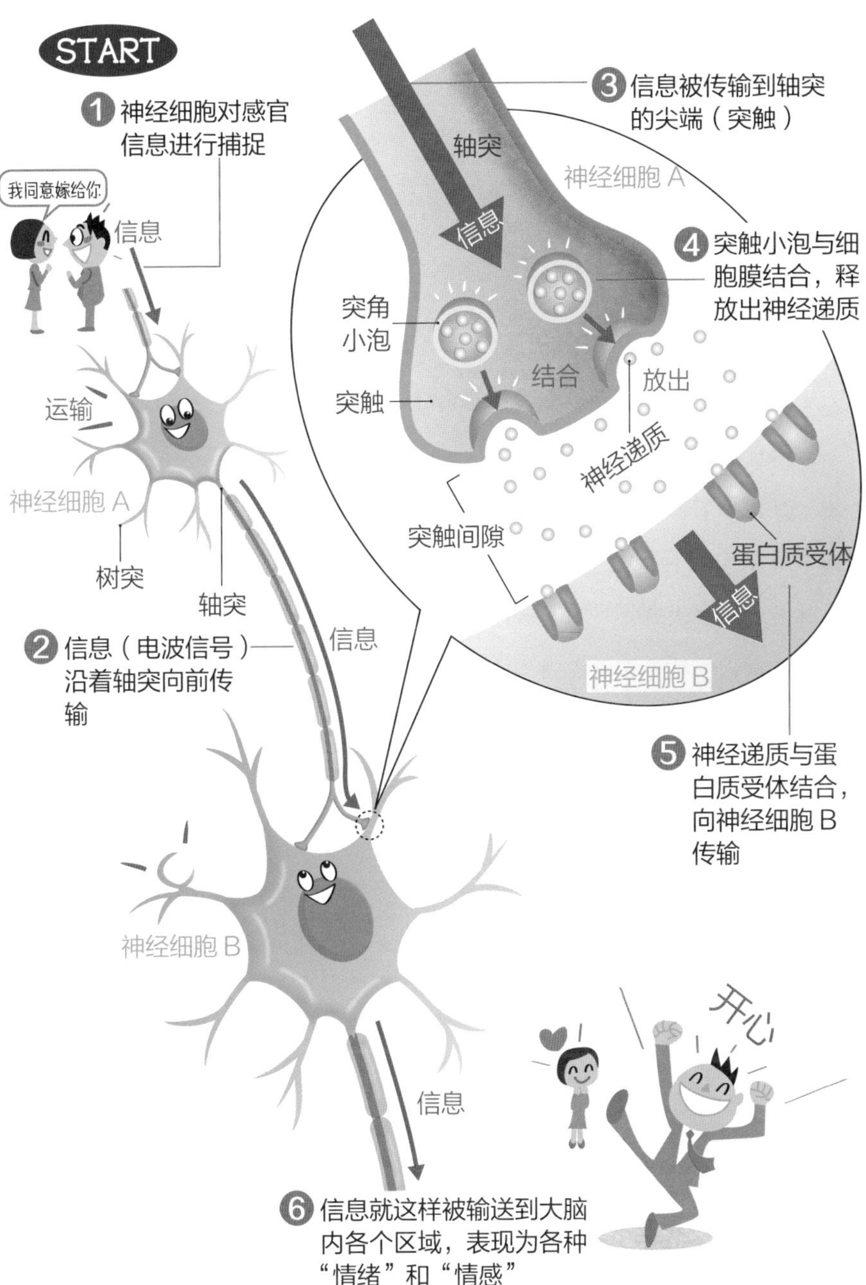
START
①神经细胞对感官信息进行捕捉
我同意嫁给你
信息
运输
神经细胞 A
树突
轴突
②信息（电波信号）沿着轴突向前传输
信息
③信息被传输到轴突的尖端（突触）
轴突
信息
神经细胞 A
④突触小泡与细胞膜结合，释放出神经递质
突角小泡
突触
结合
放出
神经递质
突触间隙
蛋白质受体
信息
神经细胞 B
⑤神经递质与蛋白质受体结合，向神经细胞 B 传输
神经细胞 B
信息
开心
⑥信息就这样被输送到大脑内各个区域，表现为各种“情绪”和“情感”

神经递质决定你的情绪与行动

目前发现的神经递质包括乙酰胆碱、多巴胺、血清素、去甲肾上腺素等多个种类。其中与情绪、情感以及在此基础上采取行动关联密切的神经递质包括多巴胺、血清素、去甲肾上腺素等。这三种递质由于存在结构上的共同点，被统称为“单胺类神经递质”。

因此，这种认为抑郁症发病原因在于单胺类神经递质的学说也被称为“单胺假说”。单胺假说认为，单胺类神经递质（多巴胺、血清素、去甲肾上腺素）不足导致脑内信息传导功能障碍，从而引发抑郁症。

具体看这三种单胺类神经递质的功能，血清素不足会导致感情、欲望、食欲、性欲减退，不安情绪增加。去甲肾上腺素与欲望、精力、判断力、集中力等相关。现有研究证实，一旦患上抑郁症，患者的去甲肾上腺素分泌会极度不足，而服用增加单胺类神经递质的药物确有疗效。

不过，仅凭单胺假说尚不能完全解释抑郁症的发病机制。

近来，另一种名为“BDNF[1]（脑源性神经营养因子）假说”的学说颇为引人关注。此前的研究一直认为，大脑神经细胞是无法重生的，但是后来发现大脑中负责记忆和情感的海马体可以使神经细胞新生。在抑郁症患者的脑部，这种与细胞新生相关的名为“脑源性神经营养因子”的蛋白质不足，导致海马体神经细胞减少，因此抑郁症与脑源性神经营养因子减少之间可能存在关联。

---

[1] BDNF（Brain-Derived Neurotrophic Factor）脑源性神经营养因子的英文缩略语，为脑神经细胞输送营养，促进神经细胞的生长发育。

单胺类神经递质假说

该学说认为抑郁症的发病原因是单胺类神经递质（多巴胺、血清素、去甲肾上腺素）不足。

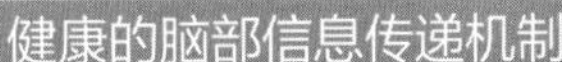
健康的脑部信息传递机制

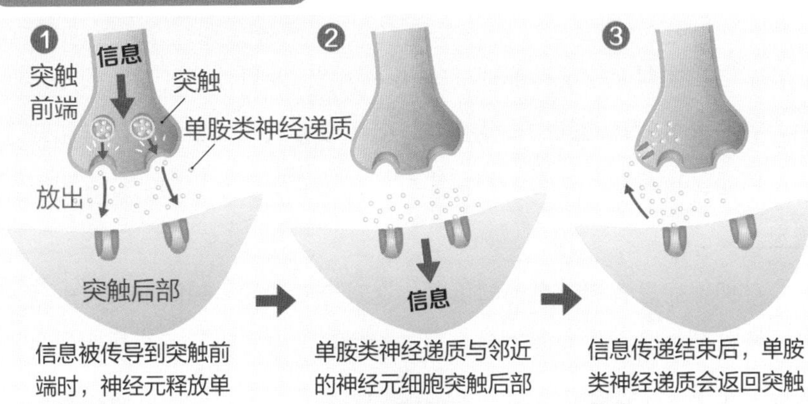
1
信息
突触前端
突触
单胺类神经递质
放出
突触后部
2
信息
3
信息被传导到突触前端时，神经元释放单胺类神经递质
单胺类神经递质与邻近的神经元细胞突触后部结合，传递信息
信息传递结束后，单胺类神经递质会返回突触前端

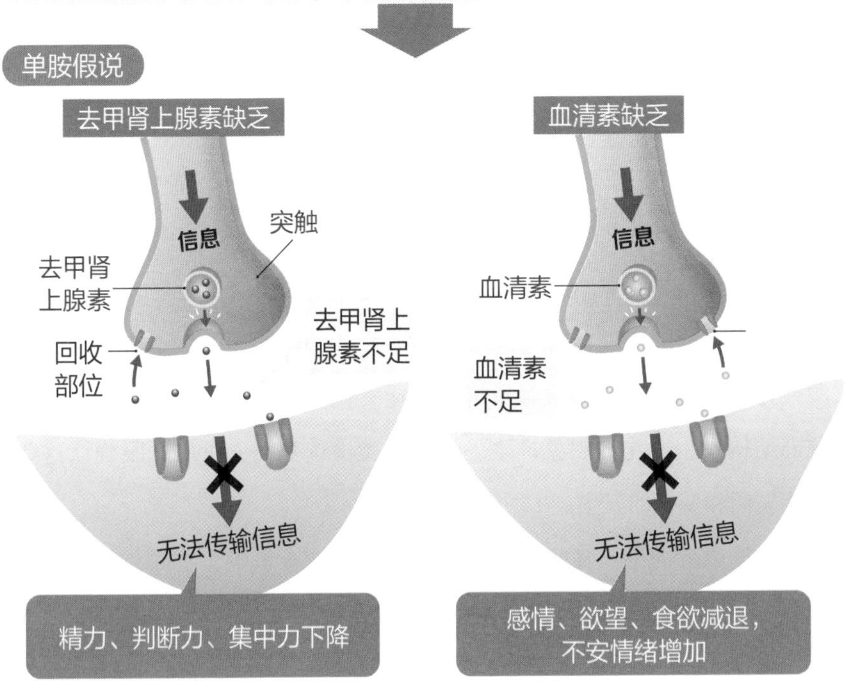

单胺假说

去甲肾上腺素缺乏

信息

突触

去甲肾上腺素

回收部位

去甲肾上腺素不足

无法传输信息

精力、判断力、集中力下降

血清素缺乏

信息

血清素

血清素不足

无法传输信息

感情、欲望、食欲减退，不安情绪增加

怀疑患上抑郁症，先去做检查

去医疗机构接受抑郁症相关检查

本书在前面介绍了抑郁症的症状、分类以及目前已经探明的发病原因，有些人可能认为其中一些症状、分类或者风险因素与自己有相合之处。但是，这些症状是否与抑郁症有关，还需要经过详细的检查才能够确定。

对抑郁症患者作出准确的诊断，这对于专业的心理医生来说也是一件有难度的事情。所谓的抑郁症状不能仅凭肉眼观察。诊断的依据很大程度上在于患者的口头描述。

医生必须通过慎重的询问和交流，判断患者是否患上了抑郁症。即使患者的表现符合抑郁症的诊断标准，还必须仔细确认是否符合某些特定的特征，是否潜伏着某种生理疾病，是否服用某些药物导致了副作用。此外，血液检查、心理测试、心电图、X光等检查项目也一个都不能少。

近年来，核磁共振、单光子发射计算机断层成像术（SPECT）、脑功能定量成像装置等检查技术不断进步，可以通过影像捕捉患者脑部发生的变化。在抑郁症患者的大脑内部，除了和“单胺假说”和“DBNF（脑源性神经营养因子）假说”所言的机能失调，还存在脑部血流量减少、脑部结构发生变化等现象产生。通过此类检查手段，可以亲眼确认这些机能失调和变化的发生。

根据患者的不同症状，需要采取不同的检查手段，下面我们来依次介绍一下抑郁症诊断过程中会用到的检查方法。

通过各种检查确定抑郁症的病因

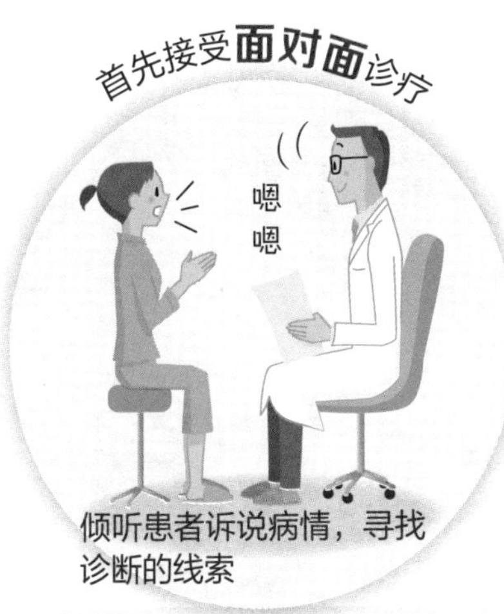

倾听患者诉说病情，寻找诊断的线索

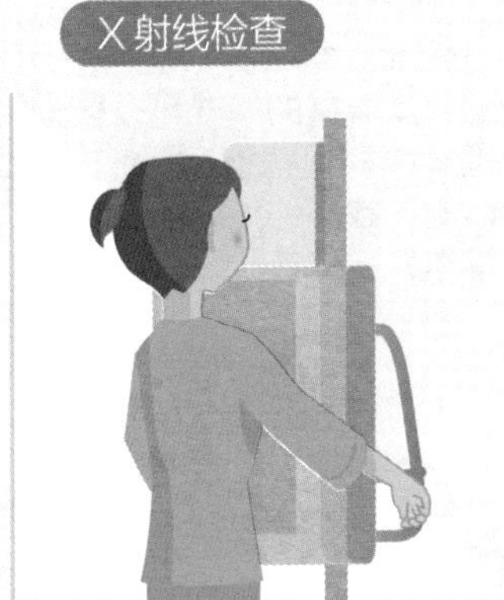

可以查出体内是否潜伏着疾病，特别是心脏和呼吸器官的疾病。

心电图

用于检查心脏以及心血管的活动。可以发现冠心病、心肌梗塞、心律不齐等病症。有些治疗抑郁症的药物会影响心脏机能，为了确认用药安全及其副作用，在治疗过程中需要进行此类检查。

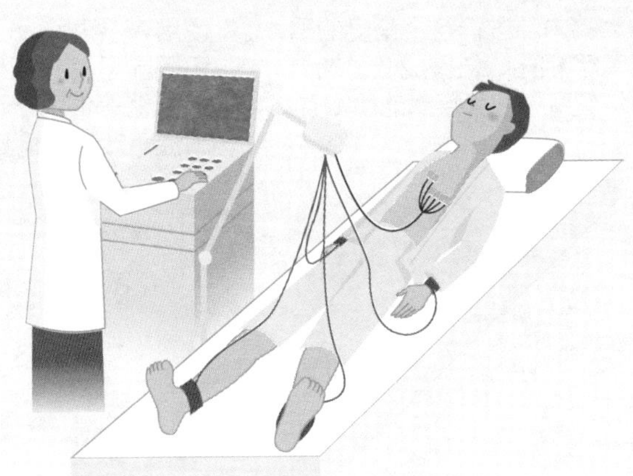

脑功能定量成像检查

对脑部进行红外线扫描，可以看出脑部血流量的变化。脑部血流量的模式可以区分为正常、抑郁症、双相障碍，是一种客观鉴别抑郁症的方式。此类检查结果与普通问诊的一致率约为 75%，因此检查结果并不单独使用，通常作为一种辅助诊断方式。

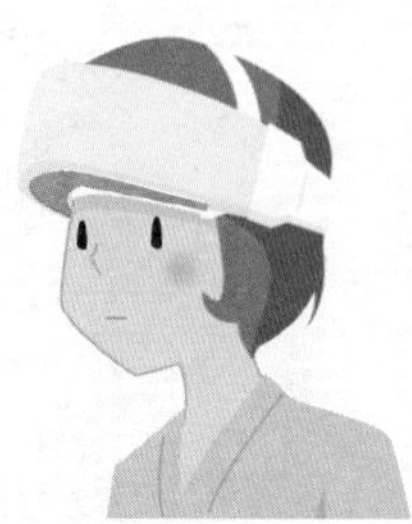

血检・尿检

用于查看全身状态的一项最基础的检查。通过分析血液和尿液的成分，查看是否存在由抑郁症导致的糖尿病、甲状腺机能减退等疾病。

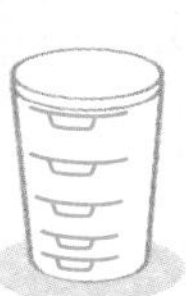

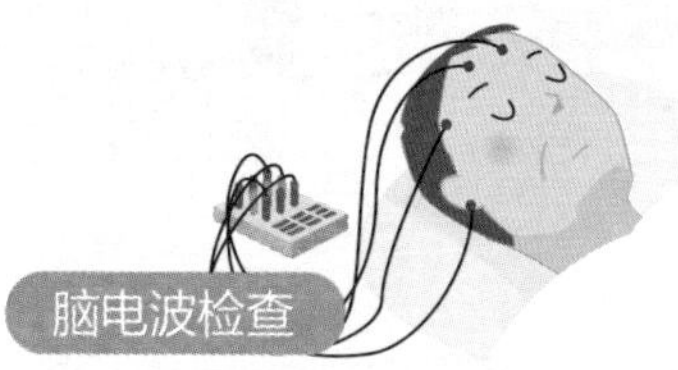

脑电波检查

对脑部细微的电流活动进行检查，查看是否存在癫痫等脑部器质性异常所导致的疾病。

核磁共振成像（MRI）

使用电磁波对大脑内部进行各个角度的摄影。与 X 光和 CT 相比，核磁成像更加清晰，可用于阿尔茨海默症等疾病的检测。

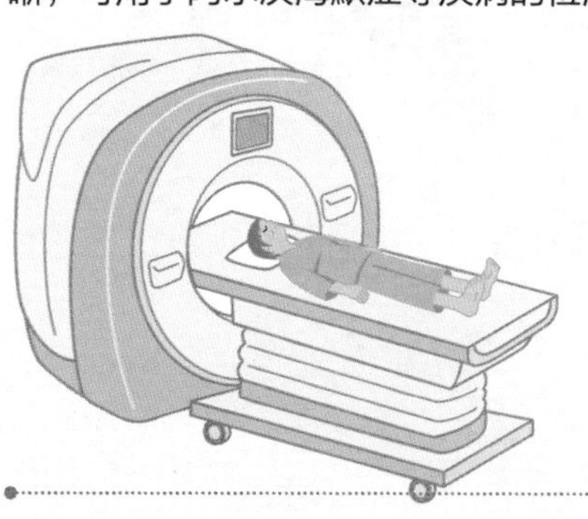

电子计算机断层扫描（CT）

使用 X 光和电子计算机对大脑的切面断层进行成像，可以发现脑部萎缩等情况。可用于阿尔茨海默症等疾病的检测。

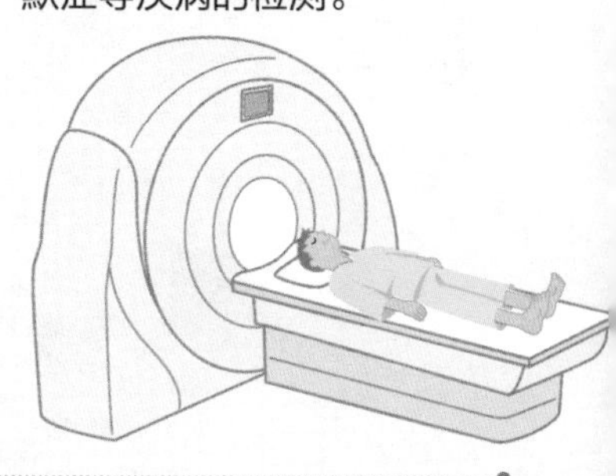

通过各种检查确定抑郁症的病因

心理检查

从患者的心理状态入手，检查其是否患病以及严重程度、幸福感、生活质量、社会适应度等，掌握其抑郁症的整体情况。医生并非仅凭心理测试进行诊断，而只是将其作为一种辅助手段。相关测试包含心理检查、人格检查、认知检查等多个维度，医生会进行提问，也要求患者进行自述。各医疗机构采用的检查方式及评价标准有所不同，不过通常来说会使用多个维度进行检查及评价。

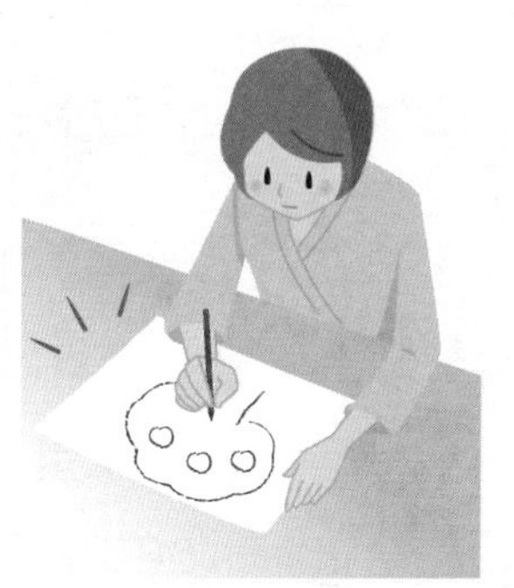

精神障碍访谈检查

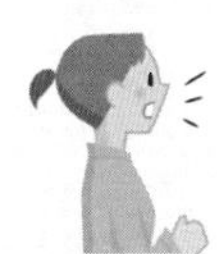

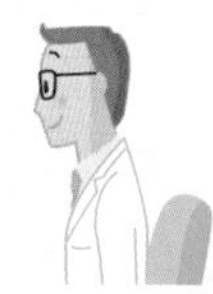

通过谈话的方式诊断是否患有抑郁症，过程依照美国精神医学会制定的《DSM-V》手册中的访谈法。

正电子发射断层成像（PET）

检查作为大脑能量源的葡萄糖代谢以及血流状况。如果脑部活跃度下降，说明部分区域存在神经细胞坏死的情况。

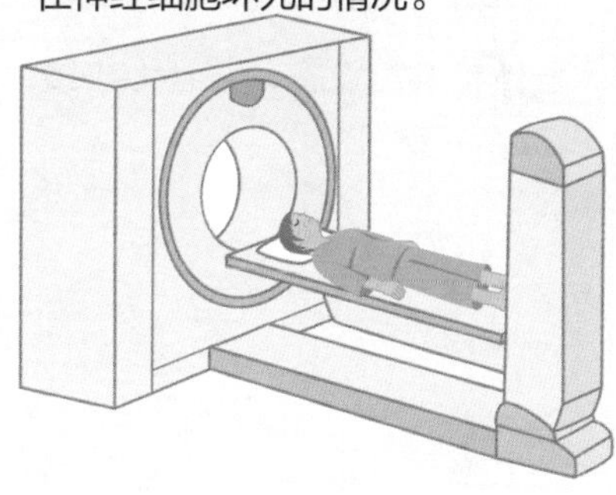

单光子发射断层成像术（SPECT）

检查脑部血流量。由于脑部运动活跃的区域血流量会增加，由此可探知脑部活动情况。

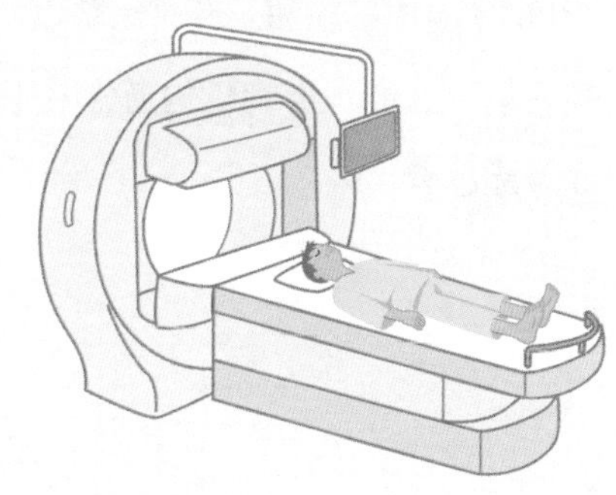

想要克服抑郁症，先接受治疗

忍耐只会使自己与社会日益疏远

由抑郁症所导致的抑郁状态，不但严重，而且痛苦。正常状态下的情绪低落会随着时间流逝而自愈，抑郁症却不是通过忍耐可以克服的。

此外，抑郁症还会引发其他的心理和生理疾病，为了找到适合的治疗方案，慎重确定抑郁症的病因十分重要。

如果强烈的抑郁情绪持续长达两周以上，推荐尽早寻求专业医生的帮助。如果强烈的抑郁已经影响了食欲和睡眠，也务必尽快就诊。

精神科或者神经科，都是治疗抑郁症的对口科室，神经内科更侧重于脑卒中等脑部神经疾病的治疗。心理门诊主要负责由压力引发的生理疾病，同时也负责抑郁症的治疗。近来，越来越多的精神科医生同时也担任心理科医生。

除了大学附属医院、综合医院设立的精神科或神经科，还可以选择精神科专科医院。最近，专业的心理咨询机构也在增加。

在综合性医院就诊的优势在于，可以同时接受全身的检查，包括进行PET、MRI等检测。专科医院以及心理诊所往往专业性更强，不过设备相对缺乏，心理咨询机构通常并不设用于躯体检查的设备，并且无法接收重症患者。

时间无法解决抑郁症状

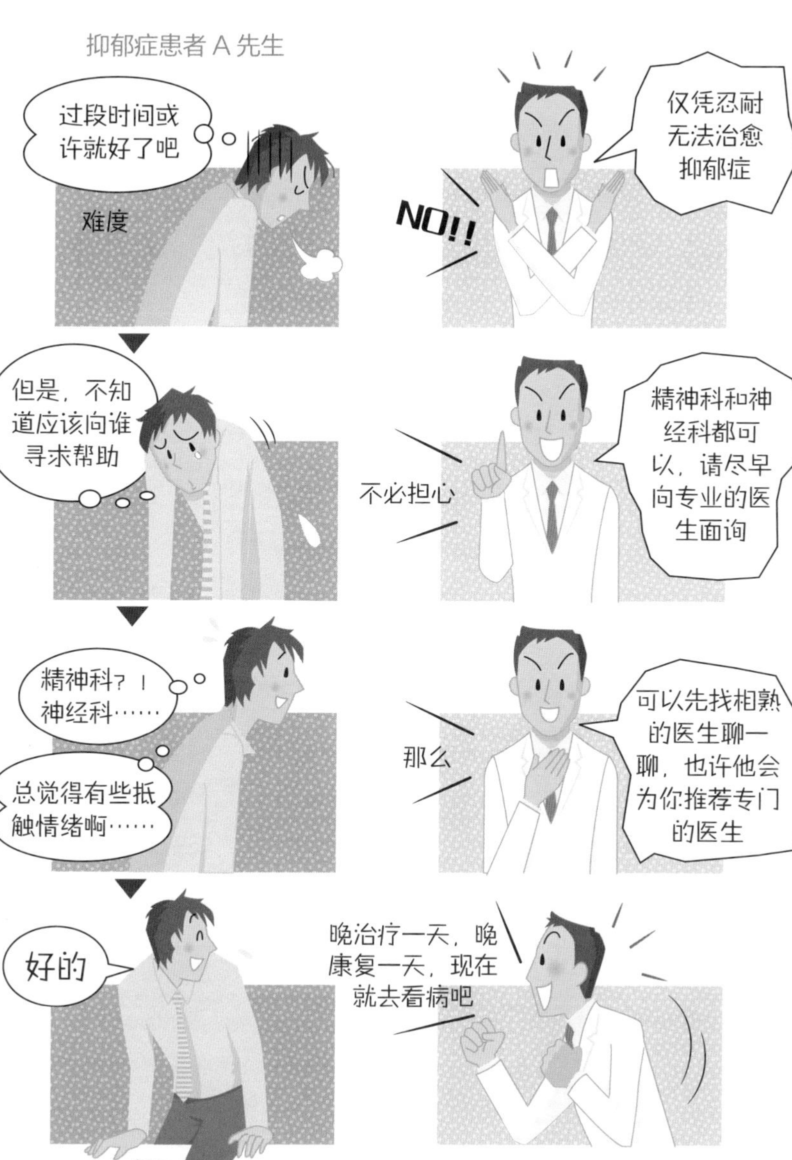
抑郁症患者 A 先生
过段时间或许就好了吧
难度
仅凭忍耐无法治愈抑郁症
NO!!
但是，不知道应该向谁寻求帮助
不必担心
精神科和神经科都可以，请尽早向专业的医生面询
精神科？！神经科……
总觉得有些抵触情绪啊……
那么
可以先找相熟的医生聊一聊，也许他会为你推荐专门的医生
好的
晚治疗一天，晚康复一天，现在就去看病吧
接受治疗

如果一下子在心理上接受不了去精神科或者神经科接受治疗，可以先找你相熟的医生或者到内科咨询。说明症状之后，可能得到相应的帮助，也可能会为你介绍其他科室的专业医生。

如果抑郁症恶化，日常生活和社会交往都会无法继续。而且治疗得越晚，恢复得越慢，这只会增加你回归社会的时间。因此一旦发现了抑郁症的迹象，首先请去医院接受治疗。

下一章将会介绍与治疗抑郁症相关的最新方法。

第3章

治疗抑郁症

只要接受适当的治疗，抑郁症患者就能够寻回心灵的平静，重展笑颜。虽然治疗的核心是药物疗法，但是仅凭药物并不能取得理想效果，还需要充分的休养以及心理层面的精神治疗。

治疗之前，你需要理解这些事

认识到抑郁症是一种疾病

本章将具体介绍抑郁症的治疗方法，但是在此之前，需要先纠正一些关于抑郁症治疗的错误看法。

首先需要强调的是，“抑郁症是一种需要治疗的脑部疾病”。即使被确诊为抑郁症，不少人依然坚持“这并不是什么病”“只要调整思路总会找到办法”，这些看法会严重影响治疗。

在患者之中，不少人得知“这种痛苦并不是自己的错，而是疾病导致的”之后，情绪上立刻会感到巨大的放松，从而能够很顺利地接受治疗。认识到抑郁症是一种需要治疗的疾病，经过正确的治疗后可以康复，这对于患者而言比什么都重要。

此外，身边的人可能会说些闲话，比如说“你以为自己病了，那就是真的病了”“你一旦吃上药了，那才是真的病了”。这些看法和“抑郁症是一种心病”一样，都是典型的错误认知。

一些重度抑郁症是需要入院治疗的，也有一些症状较为轻微，有些轻度抑郁症甚至不需要服药，经过3个月左右的时间，症状就会自然减轻。但是，到底是需要治疗，还是可以自愈，这件事只有专业的医生才能作出判断。不要被周围人的看法所影响。

抑郁症是一种需要治疗的疾病

A 先生去找了自己相熟的医生……

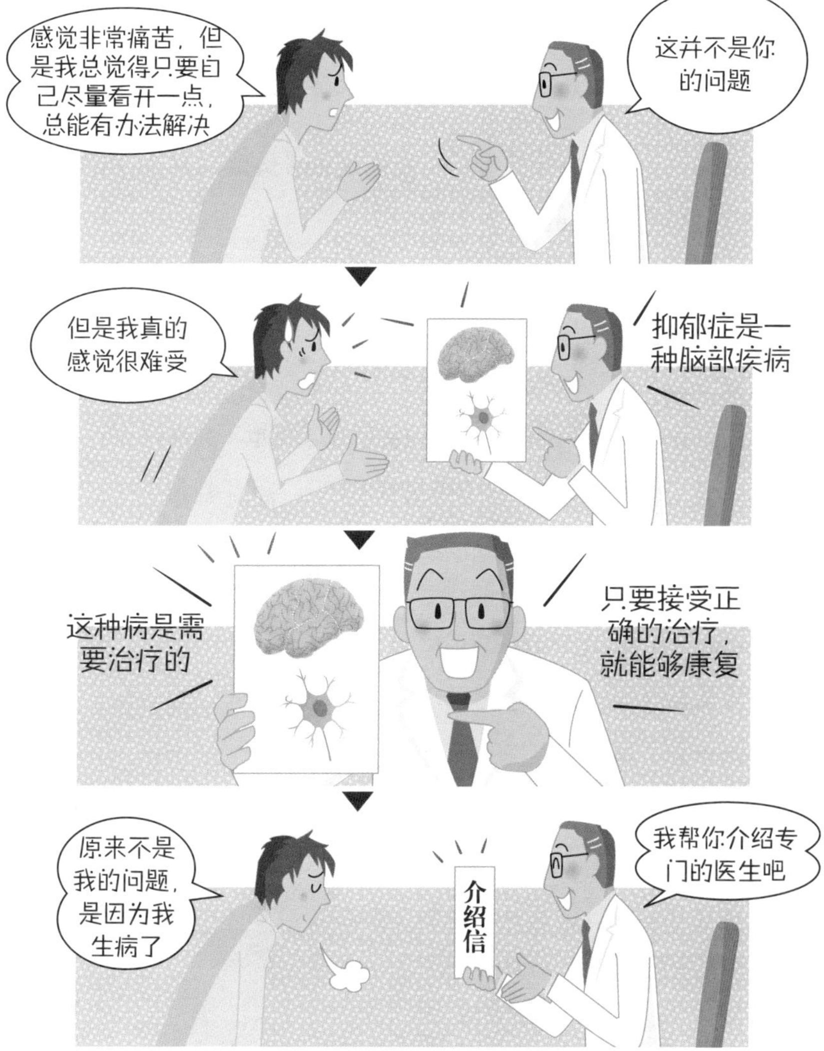

感觉非常痛苦，但是我总觉得只要自己尽量看开一点，总能有办法解决

这并不是你的问题

但是我真的感觉很难受

抑郁症是一种脑部疾病

这种病是需要治疗的

只要接受正确的治疗，就能够康复

原来不是我的问题，是因为我生病了

介绍信

我帮你介绍专门的医生吧

患者正确理解抑郁症并接受治疗，这比什么都重要

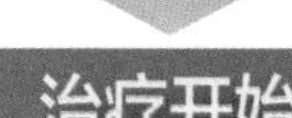

在治疗的同时必须充分休养

在治疗抑郁症的过程中，服用药物和心理咨询等方面的问题需要全权委托给专业的医生和专家。但是，这些都需要得到患者充分的理解和配合才能实现。

这就是“十分充分的休养”。抑郁症患者仿佛是心灵的电源枯竭了，需要一段时间来充电。

话虽如此，有些患者工作繁忙，或者忙于做家务、看孩子，很难彻底地休息下来。有些人还担心别人说闲话，“他们大概会觉得我只是找借口偷懒……”

但是患者在需要休养的期间，即使勉强工作也不会有什么效率，只会陷入类似“我为什么连这种事情也做不好”“我果然是个没用的人”的自我否定漩涡中。

休养和偷懒完全不是一回事。休养是治疗的一环，无论心灵还是身体都需要好好休息，专心治疗。

在休养期间，不要想着“我还是尽量努力一下”，而是要尽可能彻底地放松下来，这是非常重要的。如果是上班族，那就下定决心停职休假吧。如果得不到家人的理解，在家里休息反而会更加心累、焦躁、疲惫，这种情况下建议考虑入院休养。

在休养期间，需要保持充足的睡眠时间。尽量在白天保持清醒状态，三餐就算吃得少也要保持规律，晚上尽量早睡。

充分的休养是康复的捷径

公司职员 A 先生

休年假，彻底放松下来。

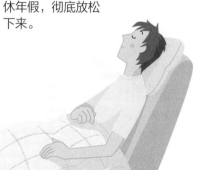

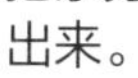

家庭主妇 B 女士

把家务交给家里人，把自己解放出来。

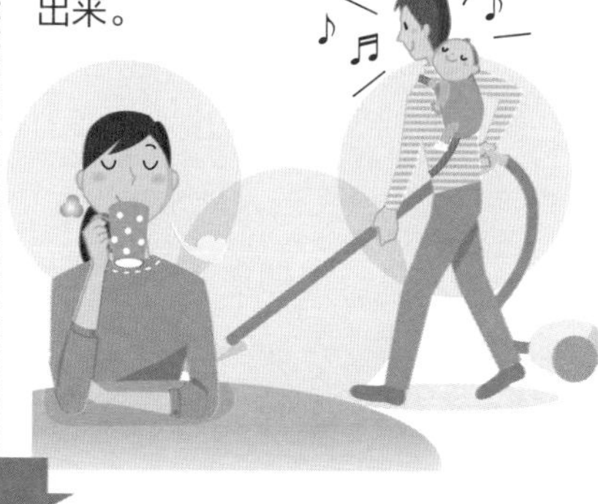

要保持正确的心态

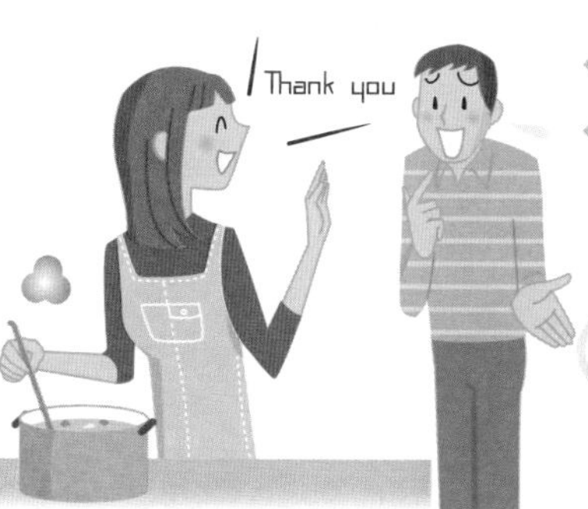
Thank you

~~别人会不会觉得我是在偷懒？~~

↓

休养是治疗的一环，和偷懒无关。

~~如果不快点康复，会给大家添麻烦的。~~

↓

不要着急，平和的心态会帮助你早日康复。

~~既然已经放下工作了，起码帮忙做一些家务吧。~~ → 所谓休养，就是要彻底的休息。

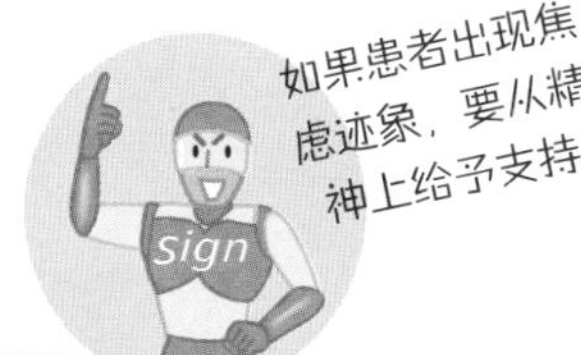
如果患者出现焦虑迹象，要从精神上给予支持
sign

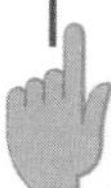

如果是右方这些情况，在家里很难得到充分的休养，建议考虑入院治疗。

a. 家里有小孩子，无法好好休息
b. 得不到家人的理解
c. 家里是开门做生意的，每天有很多人进出

治疗开始后，你会经历这些过程

抑郁症的治疗，通常会经过几个阶段。

抑郁症患者都希望早一日摆脱痛苦的症状，早一日回归社会。因此治疗过程持续时间越长，患者的不安和焦虑感可能就会越强。

然而，抑郁症的治疗通常需要一段时间。具体所需的时间和过程因人而异，这里介绍的是通常来说需要经过的几个阶段。

一般来说，抑郁症的发病及治疗过程大致可以分为“急性期”“恢复期”“预防复发期”三个阶段。

所谓**急性期**，是指症状表现最明显的时期。如果确诊为抑郁症之后，患者能够得到充分的休养和适当的治疗，症状在2~3个月后就会减轻。但是，也有一些患者的急性期会持续半年以上的时间。

所谓**恢复期**，是指患者经过充分的休养，精力已经逐渐恢复的时期。恢复期通常会持续4~6个月以上。但是在这个过程中，患者的状态并非持续向好，可能某一天状态不错，第二天又有所恶化，这种病情反复的情况是很常见的。

所谓**预防复发期**，是指经过恢复期，患者在成功回归社会之后也不能掉以轻心。抑郁症是一种容易复发的疾病。在恢复期之后，还需要在1~2年的时间内持续进行药物治疗。

以上就是抑郁症发病及治疗的一个典型经过。根据患者的情况，有些病例在接受治疗后症状也很难改善，并且容易复发。在症状迟迟得不到改善的时候，患者应该与主治医生沟通，坚定信心，同时寻找更加适合自己的治疗方案。

抑郁症的发病及治疗通常经历三个阶段

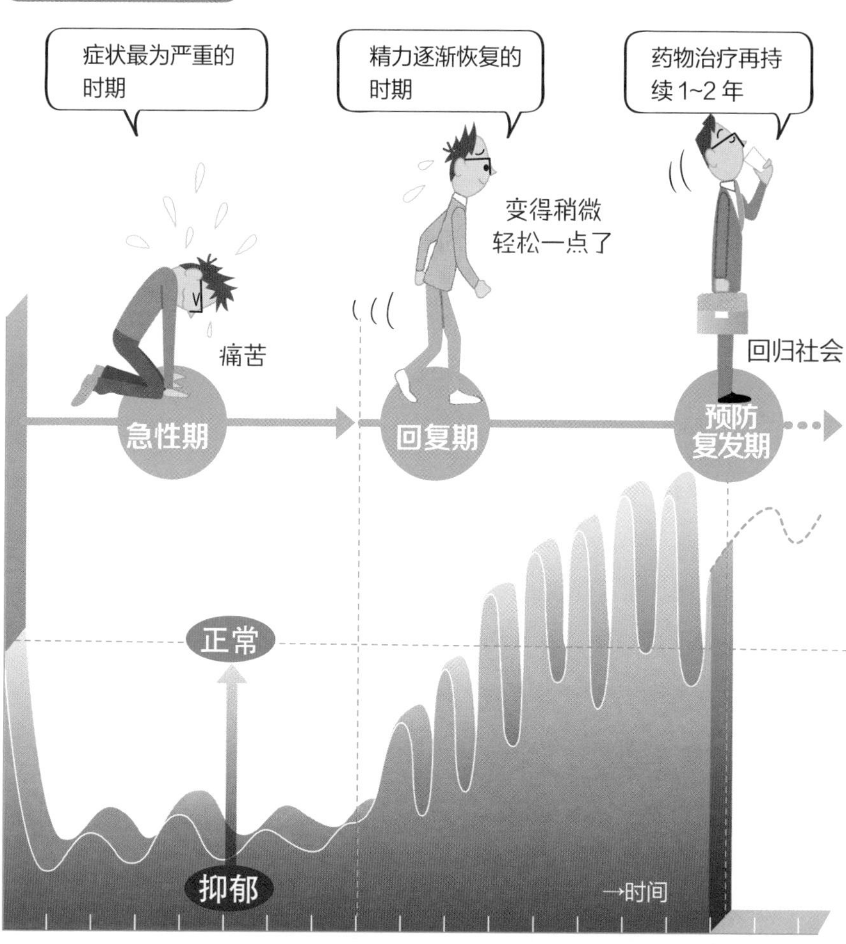

根据患者的情况，有些病例在接受治疗后症状也很难改善，并且容易复发。关键是要与主治医生沟通，坚定信心，寻找更加适合自己的治疗方案。

不可或缺的抗抑郁药物

在抑郁症的治疗方法中有多种选择，但是其核心是“药物疗法”。研究已经证实抑郁症患者的脑部出现了某种机能失调，而为了纠正这种机能失调，必须服用药物。

抑郁症的药物疗法之中，最主要的是用于改善脑部机能失调、减轻抑郁症状的“抗抑郁类药物”。抗抑郁类药物有很多种类，医生会根据患者情况进行适当选择，再观察其效果和副作用对其中一些品种进行调整替换，或者追加其他药物。

根据各项数据统计，医生初次开出抗抑郁药方，患者服用后症状改善的概率为60%~70%。而如果最初的药方并未改善症状，医生在调整处方之后，最终会有90%以上的患者症状改善。

一些轻度的抑郁症患者可能无需服用抗抑郁类药物。近年来，越来越多医生倾向于建议轻度的抑郁症患者不要服用药物。

根据医生的判断，有些抑郁症患者的发病原因并非由于脑部机能失调，更多是受性格、思维方式、压力、突发事件或者环境的影响，适合选择药物治疗以外的治疗方法。毕竟无论哪种药物都必然存在副作用。如果通过充分的休息，或者改变其思维方式、周围环境等有望改善抑郁症状，医生会尝试暂时不要用药。

但是，是否需要服药，这件事只有专业医生才能够作出判断。而且对于中度以上的抑郁症患者，药物治疗是最为有效且不可或缺的。

抑郁症的药物疗法

所谓药物疗法，是通过抗抑郁类药物改善患者的脑部机能失调。

抗抑郁类药物

医生根据患者情况选择抗抑郁类药物

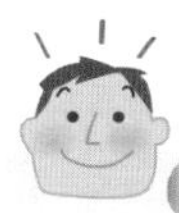

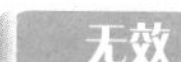

有效

60%~70% 患者症状改善

无效

• 调整药物
• 追加药物

确认药物的效果及副作用

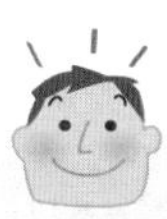

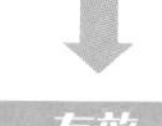

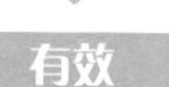

有效

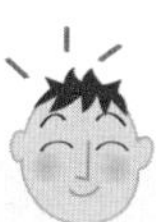

调整处方后继续用药，最终 90% 以上的患者症状改善。

医生会判断抑郁症的原因是否因为脑部机能失调。如果只是轻度的抑郁症，那么医生有可能会选择不使用药物。

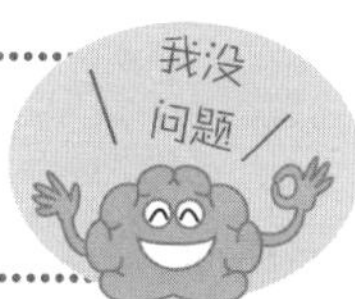

对于中度以上的抑郁症，药物治疗是最为有效且不可或缺的治疗方法。

药物治疗与精神治疗同样重要

药物疗法是抑郁症治疗的核心，但是仅仅依靠药物是无法治愈抑郁症的。究其原因，抑郁症除了与脑部机能失调有关，还与患者的性格倾向和周围环境存在巨大关联。而抗抑郁类药物对于改变这些因素无能为力。

此外，即使在采取药物疗法后患者的症状有所改善，如果患者回到与发病前相同的生活环境，采取与之前相同的思维方式，那么就无法避免复发的风险。

因此，精神疗法与药物疗法同样重要，需要加以重视。关于精神疗法我们在后面会详细说明，简单来说，就是患者在心理医生或专家的帮助下“学习新的思考和行为模式”，包括“认知行为疗法”和“人际关系疗法”等多种治疗方案。与催眠术不同，心理疗法并不是医生向患者施加“积极向上”的心理暗示，而是与患者共同思考需要面对的问题，有时会提出建议，通过这种方式激发患者自身的能力。也就是说，这种疗法非常重视激发患者的主观能动性。

但是，对于脑部机能失调、陷入负面思维和自我否定旋涡的患者而言，对问题进行正常思考是很难的。在这种状态下，即使接受精神疗法也无法脱离负面的思维方式，只能导致自我否定愈发严重，效果适得其反。因此，为了给精神疗法创造必要的条件，患者需要先通过服用药物改善脑部机能失调。

也就是说，对于抑郁症的治疗而言，药物疗法和精神疗法是不可偏废的两大支柱。少了哪一项，治疗都无法顺利进行，这一点必须得到患者充分的理解。

仅凭药物无法治愈抑郁症

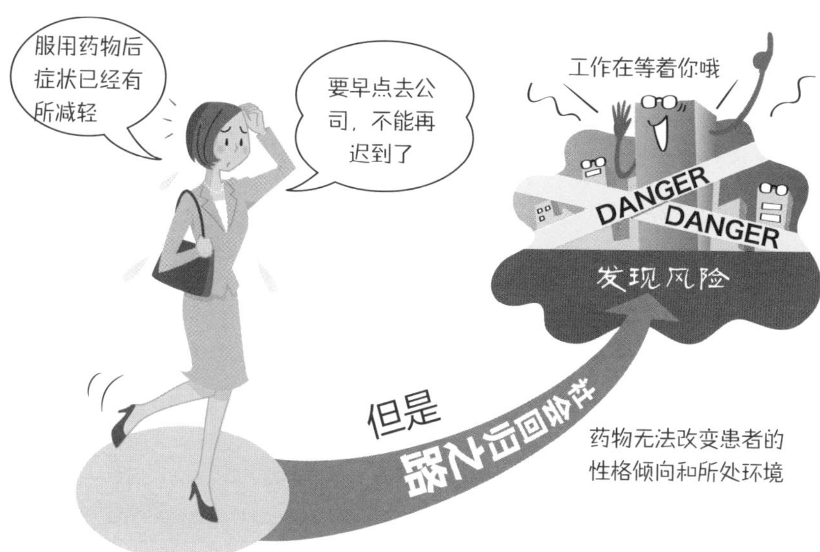
服用药物后症状已经有所减轻
要早点去公司，不能再迟到了
工作在等着你哦
DANGER
DANGER
发现风险
但是
社会回归之路
药物无法改变患者的性格倾向和所处环境

精神疗法与药物疗法需要得到同样的重视

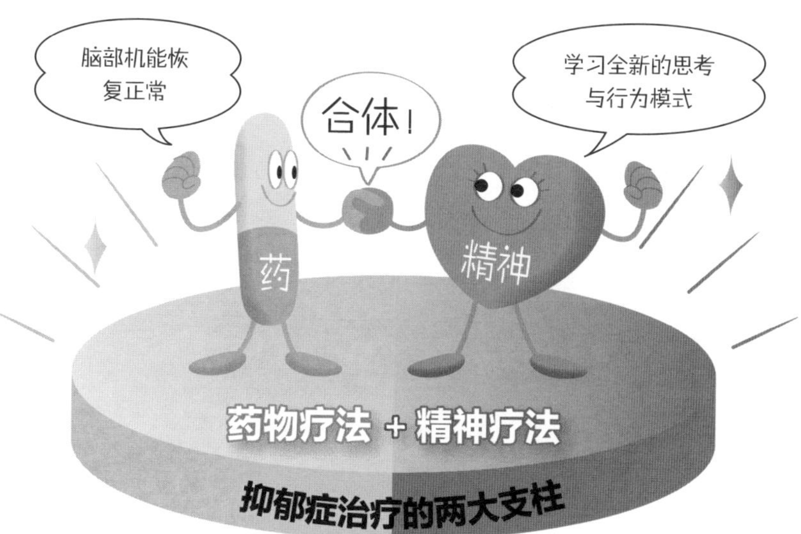

理性对待治疗过程中的症状反复

经过充分的休养，结合药物疗法和精神疗法，70%~80%的抑郁症患者会有所“缓解”。所谓缓解，表示患者恢复到了患病前的精神状态，但却不意味着治愈。缓解期的患者，一方面症状消失，精气神恢复，另一方面也需要继续治疗，谨慎地预防复发。《DSM-Ⅴ》中规定，必须持续两个月未发生显著的抑郁症状，才能被视为“完全缓解”。

必须加以强调的是，抑郁症的治疗开始之后，任何患者都不可能实现症状毫无反复地一路好转。

首先，医生需要一定时间才能够找到最适合患者的药物和治疗方式。如果一开始给出的处方未能起效，需要对药物进行调整替换或者追加新药，如果依然未能起效，患者难免会认为“就算治疗也没有意义”，心态变得不安。此时万不可擅自停药，应该与主治医生沟通，不要焦虑，继续治疗。

此外，即使抗抑郁药物确实有效，抑郁症也是一种“好一阵，坏一阵”的疾病。特别是在恢复期，患者的情绪起伏会变得激烈。越是在感觉病情确实好转的时期，越容易因为病情的反复而时喜时忧，这个时候要认识到这种情况再正常不过，及时调整心态，继续坚持治疗。

下面我们将介绍抑郁症的具体治疗方法。首先，是在治疗中起到核心作用的药物疗法。

与主治医生沟通，不要着急，坚持治疗

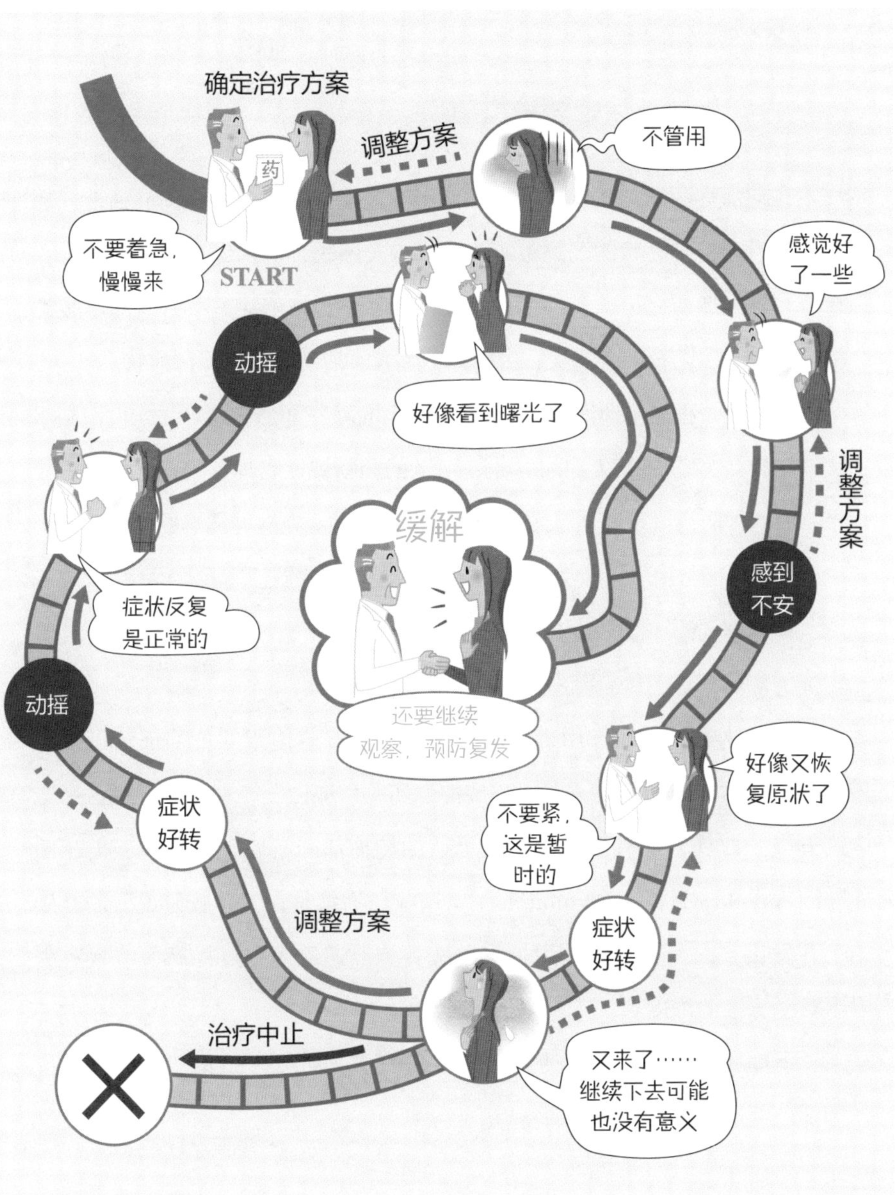

抑郁症的药物疗法

抗抑郁药是药物疗法的核心

在抑郁症药物疗法中发挥核心作用的是抗抑郁药。通过调节脑神经递质改善患者精神症状的药物被统称为精神类药物，抗抑郁药是其中一种。在众多神经递质之中，抗抑郁药主要用于加强与抑郁症关系密切的单胺类神经递质（多巴胺、血清素、去甲肾上腺素）活动，改善抑郁症状。

实际上，正是抗抑郁药的发现促成了抑郁症“单胺假说”。20世纪50年代，一种名为“丙咪嗪（Imipramine）”的药物被证实具有改善抑郁症的效果，而这种药物可以增强单胺类神经递质的活动。在这种偶然的发现之下，“抑郁症可能是由于单胺类神经递质减少引起的”的这一假说开始出现。

在这种假说之下，具有同样作用的药物开始被相继开发，形成了“抗抑郁药”这一个全新分类。

按照化学结构和作用机制的差别，目前普遍使用的抗抑郁药可以分为“三环类抗抑郁药”“四环类抗抑郁药”“SSRI”“SNRI”“NaSSA”这五类。此外，还有两种已经被承认的抗抑郁药不属于以上这五类（曲唑酮Trazodone、舒必利Sulpiride）。这些药物都是在“单胺假说”的基础上开发出来的，其共同作用是在单胺类神经递质中重点提高血清素和去甲肾上腺素的浓度。

下面我们将重点说明使用频率较高的“SSRI”“SNRI”“三环类抗抑郁药”这三种抗抑郁药的特点。

基于单胺假说开发的抗抑郁药

与抑郁症关系密切的单胺类神经递质共有三种

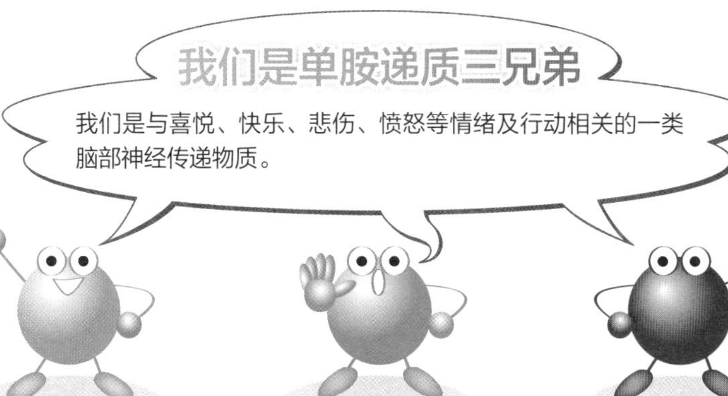

我们是单胺递质三兄弟
我们是与喜悦、快乐、悲伤、愤怒等情绪及行动相关的一类脑部神经传递物质。

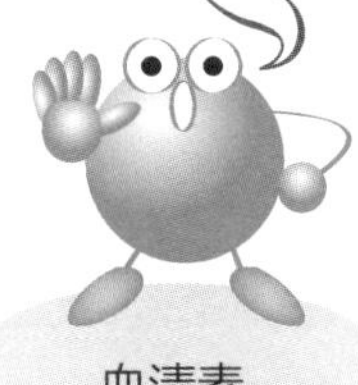

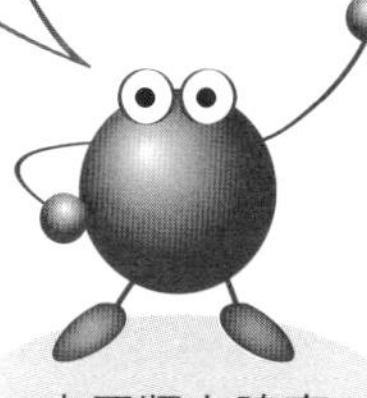

多巴胺　　血清素　　去甲肾上腺素

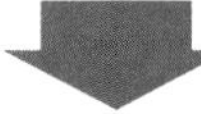

目前，常见的抗抑郁药物分为以下 5 种

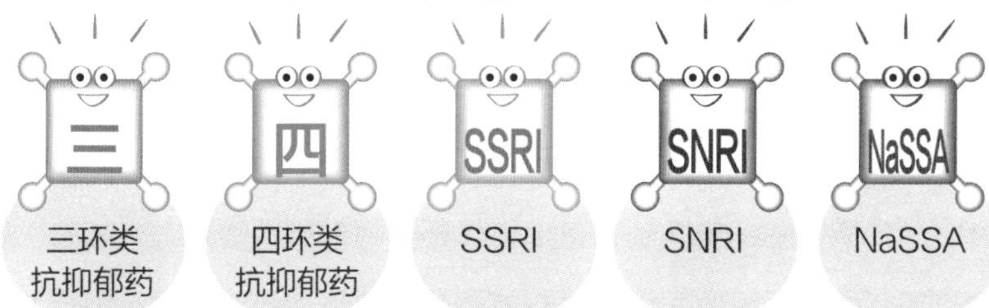

三环类抗抑郁药　　四环类抗抑郁药　　SSRI　　SNRI　　NaSSA

另有两种抗抑郁药不属于以上这五类　　曲唑酮 Trazodone　　舒必利 Sulpiride

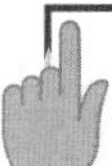

这些药物的共同作用是重点提高血清素和去甲肾上腺素这两种单胺类神经递质的浓度。

抗抑郁药物①：SSRI

所谓SSRI，是“Selective Serotonin Reuptake Inhibitor”即选择性5-羟色胺再摄取抑制剂的简称。所谓“再摄取”，简单说就是“吸收和分解”。SSRI类药物的作用，就是通过抑制血清素的吸收和分解，增加血清素的浓度。

研究认为，抑郁症患者脑部的单胺类神经递质分泌不足。SSRI重点作用于单胺递质中的血清素，效果较为明显。与此同时，该药物对于血清素以外的神经递质几乎没有影响，因此副作用较少，安全性能较好。考虑到其效果显著优于副作用，现在已经成为治疗抑郁症的首选用药，从轻症患者到重症患者均广泛使用。

但是，此类药物并非完全没有副作用。患者服药之后可能出现恶心、呕吐、食欲不振等消化不良症状。这些这症状基本都是暂时的，在持续用药后可以自然得到改善，但是如果在服用SSRI类药物后感到明显不适，还是需要与医生沟通。

目前，常见的SSRI药物包括氟伏沙明（Fluvoxamine）、帕罗西汀（Paroxetine）、舍曲林（Sertraline）、艾司西酞普兰（Escitalopram）这四种。虽然同属SSRI类药物，但由于每种药物的化学结构有所不同，效果也有细微差别。因此常见某种SSRI类药物效果欠佳或者副作用较大，但使用其他同类药物却效果较好的情况。

阻止血清素吸收分解的抗抑郁药“SSRI”

SSRI 类药物通过抑制血清素的吸收分解，增强其活动。

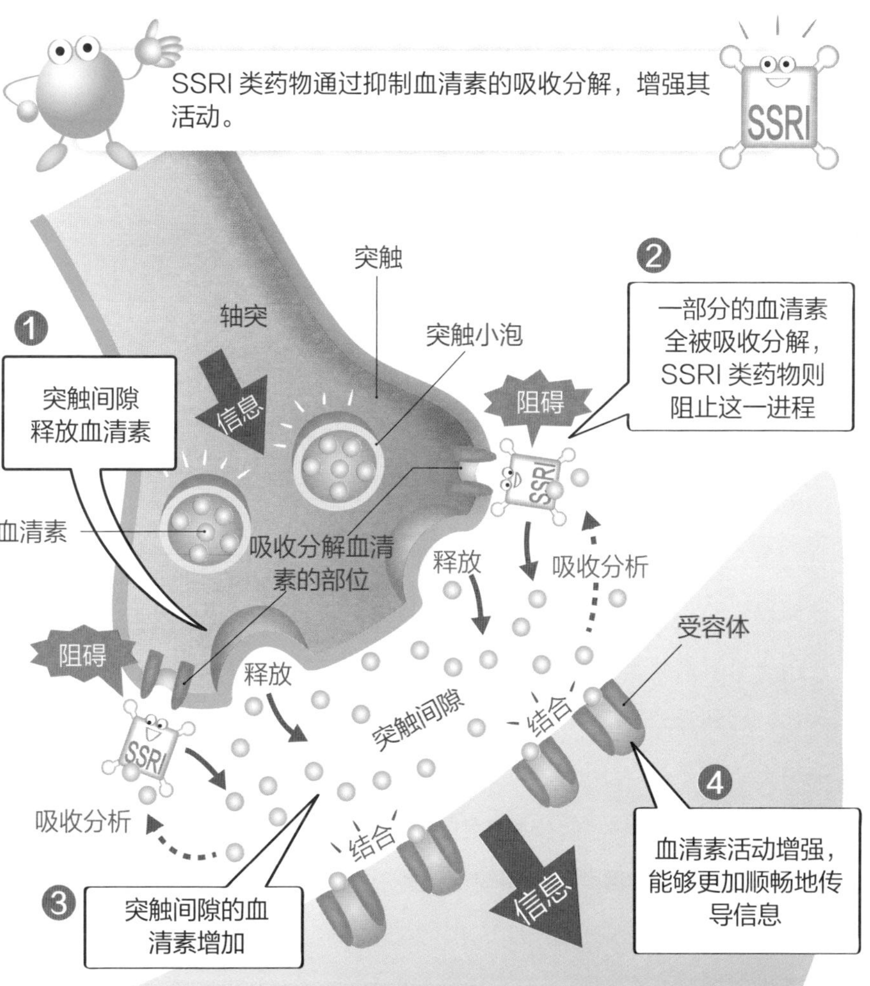

副作用	SSRI
恶心、呕吐、食欲不振等	氟伏沙明（Fluvoxamine）、帕罗西汀（Paroxetine）、舍曲林（Sertraline）、艾司西酞普兰（Escitalopram）

抗抑郁药物②：SNRI

所谓“SNRI”，是“Serotonin-Norepinephrine Reuptake Inhibitors”即5-羟色胺和去甲肾上腺素再摄取抑制剂的简称。目前常用的SNRI类药物包括米那普仑（Milnacipran）和度洛西汀（Duloxetine）两种，与SSRI同属于经常使用的抗抑郁药。

SSRI类药物专门抑制血清素的吸收分解，而SNRI类药物则同时抑制血清素和去甲肾上腺素两种神经递质的吸收分解，且抑制程度基本相当。

血清素不足会导致不安、焦躁、情绪低落，去甲肾上腺素不足则与欲望、精力和集中力下降有关，既然SNRI类药物能够同时增加这两种物质，是否其效果要优于SSRI类药物呢？然而目前看来，并没有研究或者证据表明SNRI类药物与SSRI类药物相比具有压倒性优势。由于SNRI同时作用于血清素和去甲肾上腺素，医生通常根据患者情况区别使用这两类药物，感到强烈不安和消沉的患者更适用SSRI，感到欲望消退的人则更适用于SNRI。

此外，与SSRI一样，SNRI对除血清素和去甲肾上腺素以外的神经递质并不产生影响，因此副作用较少，易于服用。

与SSRI类似，刚开始服用SNRI类药物时也容易产生恶心、呕吐、食欲不振等消化不良症状，但通常为暂时性的，身体习惯之后症状会逐渐减轻。不过与服用SSRI不同，去甲肾上腺素增多还可能导致排尿障碍。

抑制血清素和去甲肾上腺素吸收分解的抗抑郁药“SNRI”

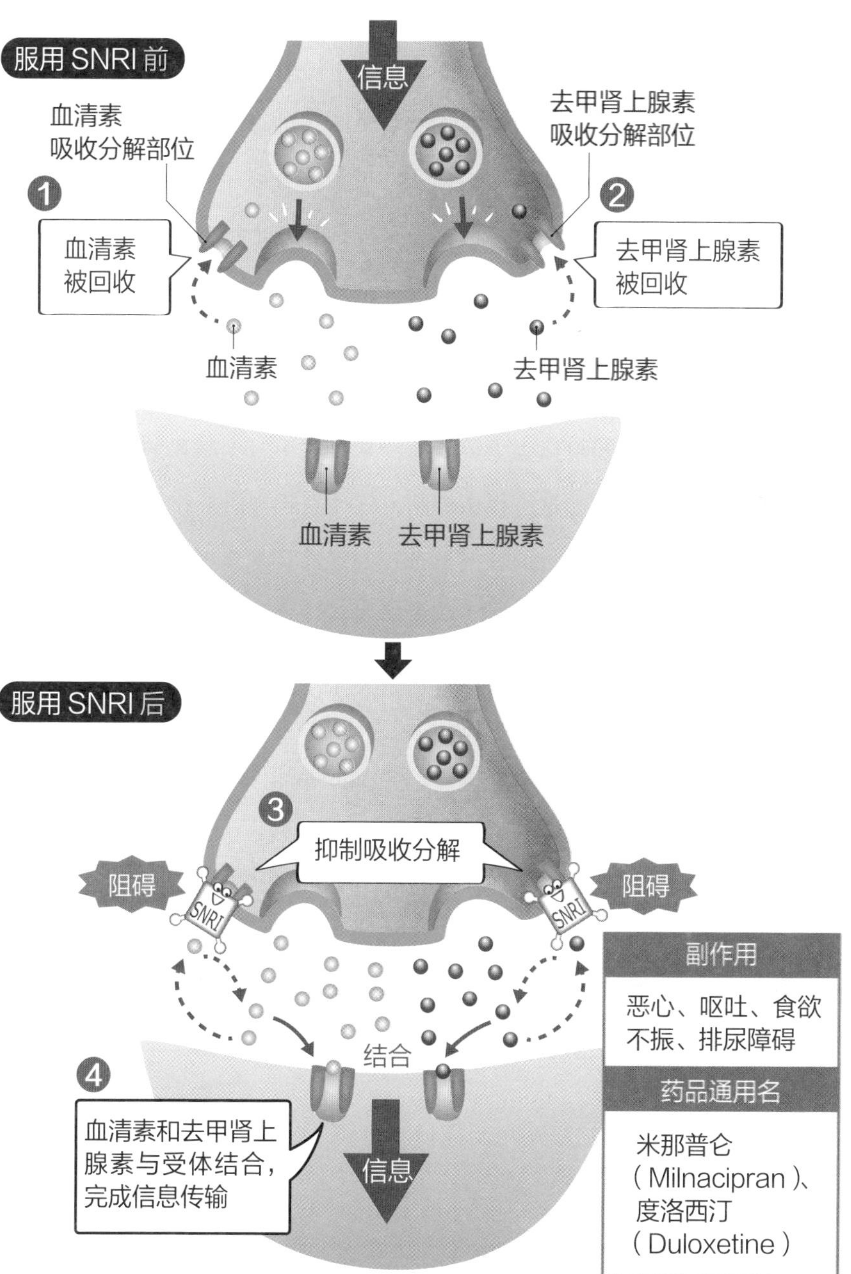

抗抑郁药物③：三环类抗抑郁药

“三环类抗抑郁药物”是抗抑郁药物中历史最长的一种，最早的三环类抗抑郁药就是前面提到过的，成为单胺假说源头的“丙咪嗪”。20世纪50年代，这种三环化学结构被认为对精神分裂症有效，因此丙咪嗪最初研发是为了治疗精神分裂症，后来发现它对于精神分裂症无效，却对抑郁症有效。丙咪嗪于是作为抗抑郁药物推向市场。

此后，与丙咪嗪样具有三环化学结构的抗抑郁药物相继问世。这些药物被统称为“三环类抗抑郁药”。

三环类抗抑郁药可以强力阻止血清素和去甲肾上腺素的吸收分解，增强其功能。如果单看这一作用机制，三环类药物似乎和SNRI类药物相同，但是三环类药物却同时会对其他神经递质产生影响。因此，服药后会出现口渴、便秘、体重增加、头晕、身体失衡等多种副作用，还会导致心跳降速等心律不齐症状，大量服用甚至可能导致心跳骤停。

目前，常见的三环类抗抑郁药物主要包括丙咪嗪（Imipramine）、阿米替林（Amitriptyline）、氯丙咪嗪（Clomipramine）等。

在副作用较少的SSRI和SNRI类药物问世之后，三环类抗抑郁药物已经几乎不再作为首选药物。但是，在SSRI和SNRI类药物不起效的情况下，三环类药物往往作为替补选择。而鉴于其药效较强，有时也作为重症患者的首选药物。

三环类抗抑郁药物的种类及特征

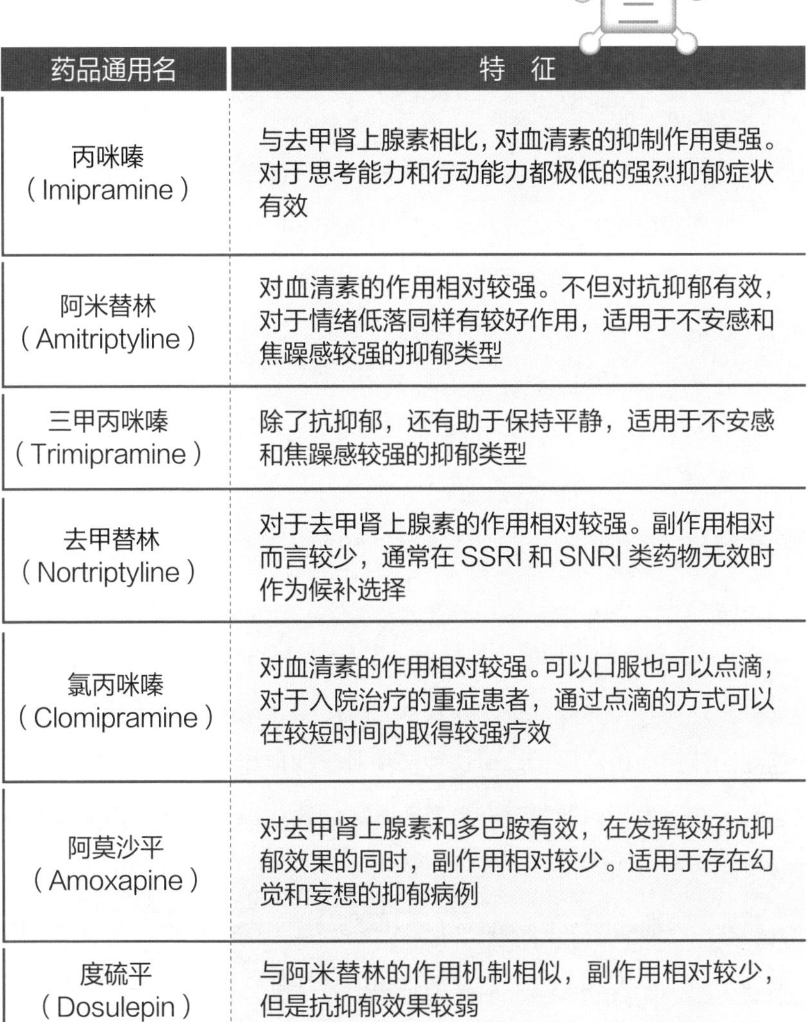

药品通用名	特征
丙咪嗪（Imipramine）	与去甲肾上腺素相比，对血清素的抑制作用更强。对于思考能力和行动能力都极低的强烈抑郁症状有效
阿米替林（Amitriptyline）	对血清素的作用相对较强。不但对抗抑郁有效，对于情绪低落同样有较好作用，适用于不安感和焦躁感较强的抑郁类型
三甲丙咪嗪（Trimipramine）	除了抗抑郁，还有助于保持平静，适用于不安感和焦躁感较强的抑郁类型
去甲替林（Nortriptyline）	对于去甲肾上腺素的作用相对较强。副作用相对而言较少，通常在 SSRI 和 SNRI 类药物无效时作为候补选择
氯丙咪嗪（Clomipramine）	对血清素的作用相对较强。可以口服也可以点滴，对于入院治疗的重症患者，通过点滴的方式可以在较短时间内取得较强疗效
阿莫沙平（Amoxapine）	对去甲肾上腺素和多巴胺有效，在发挥较好抗抑郁效果的同时，副作用相对较少。适用于存在幻觉和妄想的抑郁病例
度硫平（Dosulepin）	与阿米替林的作用机制相似，副作用相对较少，但是抗抑郁效果较弱

其他抗抑郁药物

“四环类抗抑郁药”，如其名称所示，是一种拥有四环化学结构的药物。由于三环类抗抑郁药物的副作用较多，为了寻找安全性更高的药物，四环类抗抑郁药物应运而生。

与三环类抗抑郁药相比，四环类抗抑郁药的副作用更少，但是最重要的抗抑郁效果也较弱。因此，这种药物并未广泛推广。不过这并不是说四环类抗抑郁药完全不应用于临床，由于拥有副作用少这一显著优点，比较适用于容易出现副作用的高龄患者，而且由于其有一定的助眠作用，也可用于有失眠症状的抑郁症类型。

“NaSSA”是一类最新的抗抑郁药。正式名称为“Noradrenergic and Specific Serotonergic Antidepressants”，即去甲肾上腺素和特异性5-羟色胺能抗抑郁药。其作用机制不但能够阻碍血清素和去甲肾上腺素的分解吸收，还能够增加其分泌。

NaSSA类药物的抗抑郁效果显著，没有SSRI和SNRI类药物常见的消化不良等副作用，但是导致嗜睡和食欲亢进的副作用较强，有些患者会由于这些副作用而中断服用。但这种药物对于抑郁症中常见的失眠和食欲缺乏有着改善作用，如果配合患者的具体症状使用，可以起到较为理想的效果。

此外，“曲唑酮（Trazodone）”和“舒必利（Sulpiride）”这两种抗抑郁药不属于以上几个分类。这两种药的抗抑郁效果较弱，不作为首选抗抑郁药物，可用于其他症状的治疗。

其他抗抑郁药的种类和特征

四环类抗抑郁药

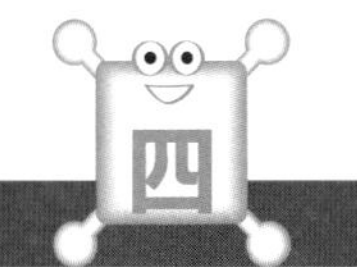

药品通用名	特　征
马普替林（Maprotiline）	四环类抗抑郁药物中效果较强的一种。适用于强烈不安或者焦躁的抑郁症类型
米塞林（Mianserin）	通常为了加强效果，与三环类抗抑郁药物一起使用。由于导致嗜睡的作用较强，常作为安眠类药物的替代品用于有失眠症状的患者
司普替林（Setiptiline）	与米塞林的化学性质相似，有强烈的助眠作用。适用于改善失眠和焦躁等症状

NaSSA 类抗抑郁药

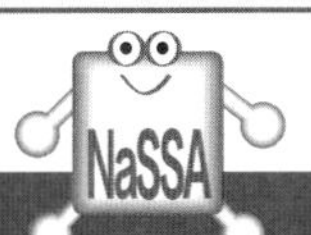

药品通用名	特　征
米氮平（Mirtazapine）	抗抑郁效果强，起效快。导致嗜睡和食欲亢进的副作用强烈，适用于伴有失眠和食欲不振症状的抑郁症患者

其他抗抑郁药

药品通用名	特　征
曲唑酮（Trazodone）	镇静作用强，适用于强烈不安或者焦躁的抑郁症类型。助眠作用优异，可作为安眠药使用
舒必利（Sulpiride）	一种精神类药物，除了用于抗抑郁，还可治疗消化溃疡

对症选择有效的抗抑郁药物

抗抑郁药物的开发，不但要使其达到出色的抗抑郁效果，还需要将副作用降低、安全性提高。三环类抗抑郁药的开发在当时是具有划时代意义的，一度被广泛使用。但是由于副作用较多，更加安全的四环类抗抑郁药物后来问世，然而其抗抑郁的效果却较弱。

SSRI类药物克服了三环类和四环类抗抑郁药的弱点。此后，SNRI、NaSSA类药物相继开发，这三种新型抗抑郁药物现在已经得到广泛普及。

对于轻度到重度的抑郁症患者，通常将SSRI、SNRI、NaSSA中的某一种作为首选药物。但是对于以上抗抑郁药无效的患者或者重度患者，有时也会使用效果更强的三环类抗抑郁药。如果抗抑郁效果依然不理想或者副作用过强，用其他抗抑郁药物调整或替换也是必要的。

究竟哪种抗抑郁药最适合，只有在患者服用某种药3~4周之后才可能作出判断。此外，如果患者本身还有其他疾病，并且为了治疗这些疾病服用了某种药物，有时会出现无法使用首选药物的情况（出于药品禁忌）。

虽然通常而言，SSRI、SNRI、NaSSA类药物会作为首选，但首选药物并非一定是最佳选择。在众多抗抑郁药物中，到底哪种才是最优，这需要根据患者的具体情况而定。

换言之，能够“改善抑郁症，对身心健康的副作用小，同时患者能够坚持服用”的药物，才是最佳的抗抑郁药物。理解这一点对于治疗十分重要。

抗抑郁药的使用方法（适用于轻度－中度抑郁症患者）

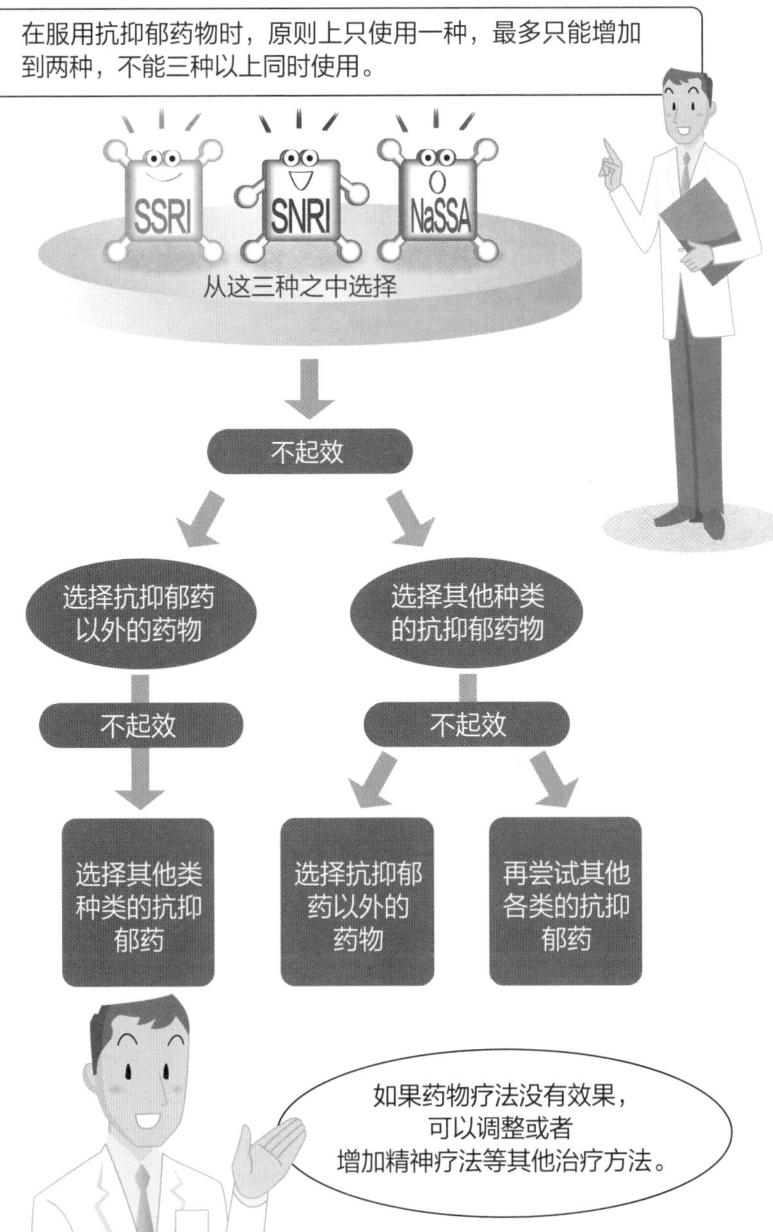
在服用抗抑郁药物时，原则上只使用一种，最多只能增加到两种，不能三种以上同时使用。
SSRI
SNRI
NaSSA
从这三种之中选择
不起效
选择抗抑郁药以外的药物
选择其他种类的抗抑郁药物
不起效
不起效
选择其他类种类的抗抑郁药
选择抗抑郁药以外的药物
再尝试其他各类的抗抑郁药
如果药物疗法没有效果，
可以调整或者
增加精神疗法等其他治疗方法。

用药需遵从医生指导

为了尽快找到适合的抗抑郁药物，用药过程务必遵从医生的指示。

对于抗抑郁药物，只有服用必要且充足的剂量才能够发挥效果。而这个“必要且充足”的概念，是因人而异的。为了尽快起效而加大剂量，不但没有意义，还可能发生严重的副作用。

医生一开始开具的处方通常药量较小且时间较短，在慎重观察其效果和副作用之后，如果认为可行再逐渐加大药量，通常需要复诊几次才能确定患者的确切药量。因此增加药量并不意味着病情恶化。

而且，服用抗抑郁药物的效果并非立竿见影，患者有时会对副作用的感受非常强烈，这个时候不要擅自停药，务必先与医生沟通。

如果紧急停药，可能导致严重的不安、焦躁、情绪波动、失眠等症状。

在服用抗抑郁药物后，至少需要经过两周的时间才能够见效。在药物起效之后，可能会出现“今天感觉还不错”的情况。这个时候，千万不要做出“今天心情不错，不妨停一天药吧”之类的武断决定。

即使药效开始显现，医生也要通过一段时间不断调整药量，才能确定每位患者所需要的充足药量，因此至少需要持续服药3~4周才能确定效果如何。在此期间务必要遵从医生指示，正确、按量用药。

抗抑郁药是因人而异的

遵从医生指示确保药量“必要且充足”，否则无法取得疗效

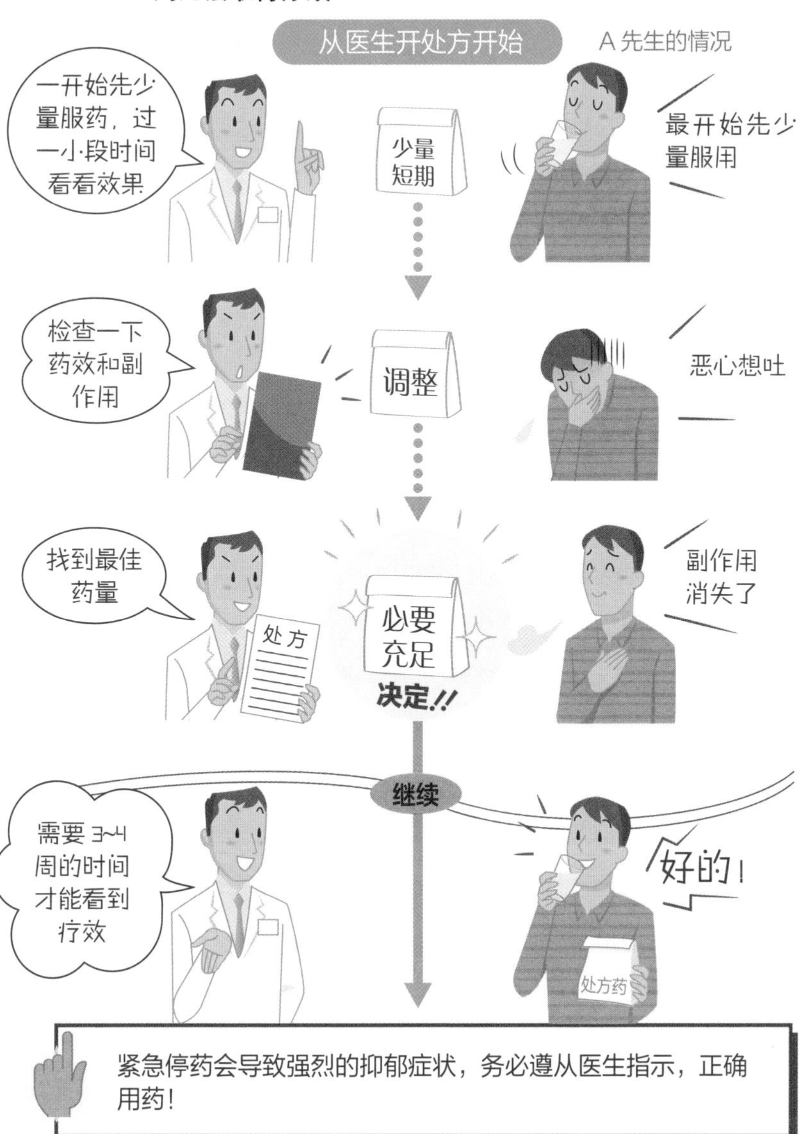
从医生开处方开始
A 先生的情况
一开始先少量服药，过一小段时间看看效果
少量
短期
最开始先少量服用
检查一下药效和副作用
调整
恶心想吐
找到最佳药量
处方
必要
充足
决定!!
副作用消失了
继续
需要 3~4 周的时间才能看到疗效
好的！
处方药

紧急停药会导致强烈的抑郁症状，务必遵从医生指示，正确用药！

如果服药期间身体发生不适

服用抗抑郁药的原则，是要在一定时期内摄入必要且充足的药量，但是如果在服药期间身体产生不适等状况，请及时告诉主治医生。

无论何种药物都有一定的副作用，抗抑郁药的特征在于，越是在服药的早期阶段副作用越明显。抗抑郁药需要一段时间才能能够见效，因此副作用比药效更早发生的情况并不少见。抑郁症状尚未得到改善，用药的副作用却出现了，患者必然感觉痛苦。但是如果贸然停药，不但无法探知药效，也无法改善症状。首先需要和主治医生沟通，对药量进行增减或者替换，一边调整一边继续治疗。

SSRI和SNRI类抗抑郁药物在最开始服用的两周时间内容易发生恶心、呕吐、食欲不振等消化系统副作用。但是随着继续服药，这些症状大多会自然减轻。

抗抑郁类药物可能导致的其他副作用还包括口渴、便秘、嗜睡、食欲亢进、体重增加、头晕目眩等生理不适。不过这些也可能是由抑郁症所导致的身体状况。究竟是药物副作用，但是抑郁症导致的症状，只有主治医生才能做出正确判断。

此外，服药还可能出现心律不齐、心动过速、心悸、排尿困难等严重的副作用。如果出现此类副作用，请立刻停药并与医生联系。

在治疗抑郁症的过程中，患者还可能患上其他疾病，或者女性患者可能怀孕。这种情况下，必须重新考虑抗抑郁药的种类和剂量。请务必将相关情况向主治医生报告。

用药期间的注意事项

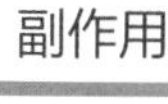

◇抗抑郁药的副作用及注意事项◇

副作用	注意点
恶心、呕吐、食欲不振等消化系统副作用	用药初期（前2周）容易出现此类症状。相关症状基本会自行消失，可向主治医生咨询。
口渴、便秘、嗜睡、食欲亢进、体重增加、头晕目眩等	可能是由于抑郁症导致的，也可能是药物副作用。自行判断十分危险，请与主治医生沟通。
心律不齐、心动过速、心悸、排尿困难	注 立即停止用药，联络主治医生！

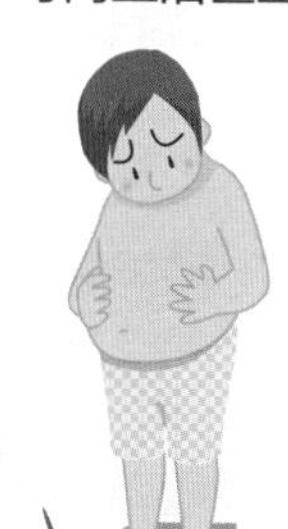

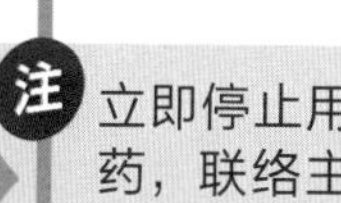

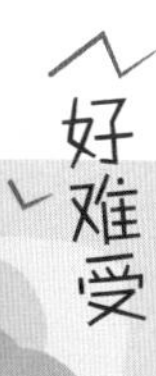

◇其他用药注意事项◇

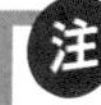

患上其他疾病、怀孕等	注 需要重新考虑抗抑郁药的种类和剂量，务必向主治医生报告！

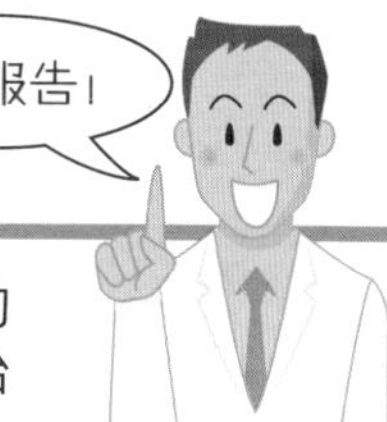

服用抗抑郁药物需要持续到什么时候

对于典型的抑郁症患者，经过服用药物等适当的持续治疗之后，病情会进入恢复期。在恢复期，患者的症状会出现时好时坏，心境平和的日子在这个过程中逐渐增加。如果持续两个月没有再发生抑郁症状，就视为病情得到缓解。

在这个时期，很多患者会认为“已经没必要再吃药了吧”，但是此时是不能停药的。病情缓解虽然意味着患者开始恢复精神，但并不等同于治愈。抑郁症是一种容易复发的疾病。患者认为自己已经“治好了”，但实际上却潜藏着危险的火种。

因此患者在病情缓解之后，会进入预防复发期。在这个时期需要通过持续治疗来预防病情复发。在回归社会或职场之后，患者还需要继续服药，这被称为维持治疗。研究表明，与不采取维持治疗的患者相比，维持治疗可以降低抑郁症的复发概率，具有预防复发的效果。

那么，这个预防复发期需要持续多久呢?

对于初次患病的患者而言，继续服药至少需要持续半年，对于复发型患者、症状没有根除的患者或者重度患者，继续服药需要持续1~2年甚至更长的时间。

虽然长期服药可能会导致患者内心不安，但是对于抑郁症来说，越是多次复发，越是难以治愈。请按照医生的指示，将治疗坚持到底。

病情缓解后的预防复发期至关重要

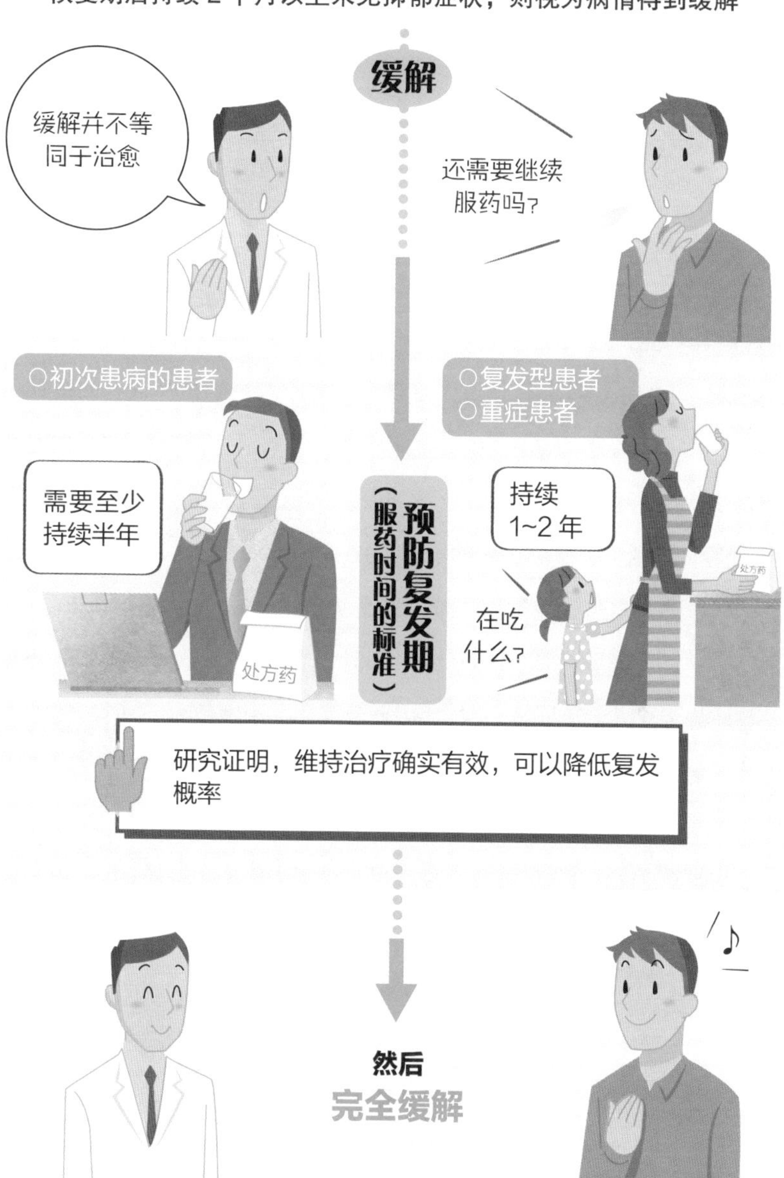
恢复期后持续 2 个月以上未见抑郁症状，则视为病情得到缓解
缓解
缓解并不等同于治愈
还需要继续服药吗？
○初次患病的患者
需要至少持续半年
处方药
预防复发期（服药时间的标准）
○复发型患者
○重症患者
持续1~2年
处方药
在吃什么？
研究证明，维持治疗确实有效，可以降低复发概率
然后
完全缓解

配合抗抑郁药一起使用的药物①：镇静类、安眠类药物

前面介绍了抗抑郁药物的特征和使用方法。在抑郁症的药物治疗过程中，为了充分发挥抗抑郁药的效果或者作为辅助作用，有时也会使用其他药物。这里介绍其中比较有代表性的几种。

如果患者感到强烈的不安、焦躁或者烦躁，医生有时会在处方中添加镇静类药物。镇静类药物又称精神安定剂。不少人对于此类药物有抵触情绪，担心“会不会产生药物依赖”“会不会导致中毒”，对此需要正确理解其功能，适当使用。

镇静类药物是一种通过调节大脑神经递质改善患者精神状态的精神药物，作用于一种名为“GABA（γ-氨基丁酸）”的神经递质，抑制大脑兴奋。GABA是一种可以抑制大脑神经中枢的神经递质，镇静类药物可以增强GABA受容体的活力，平和患者的不安与紧张情绪。

常用的镇静类药物被称为“苯二氮平（Benzodiazepine）类”药物❶。此类镇静类药物通常在服用30分钟~1小时左右起效，可以在抗抑郁药起效之前使患者多少感到轻松一些，因此经常共同作为处方使用。此外，某些苯二氮平类镇静药物具有较为出色的助眠作用，可以作为安眠药用于具有失眠症状的抑郁症患者。

镇静类药物和安眠类药物，虽然可以改善抑郁症患者的不安和失眠症状，但是对于抑郁症本身却没有疗效。因此，这两类药物已经很少单独使用，而是通常与抗抑郁药物共同使用。

❶ **苯二氮平类药物**　常见药包括依替唑仑（Etizolam）、溴替唑仑（Brotizolam）、阿普唑仑（Alprazolam）、地西泮（Diazepam）等。

配合抗抑郁药一起使用的药物

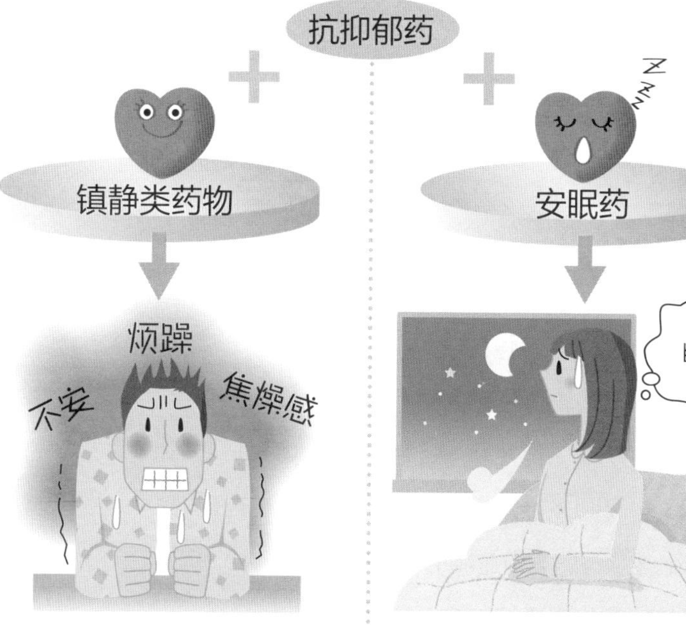

常用于治疗不安、焦燥、烦躁情绪严重患者

常用于持续失眠的抑郁症患者

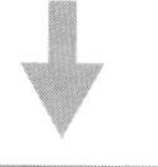

通常共用的镇静类药物

苯二氮平类

作用于名为“GABA”的神经递质，抑制大脑兴奋。

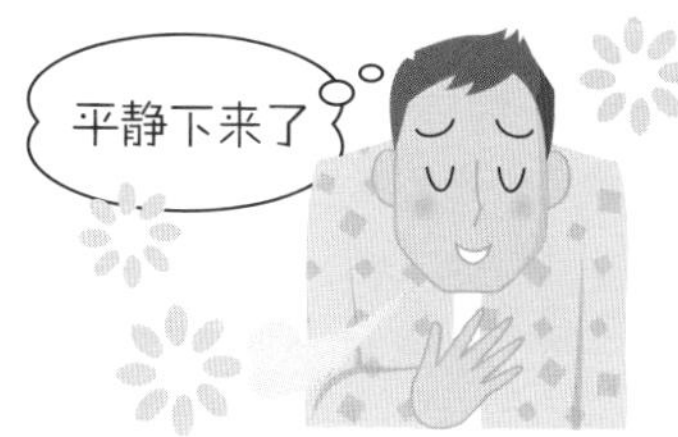

通常共用的安眠类药物

与镇静类药物相似，用于改善失眠状况。

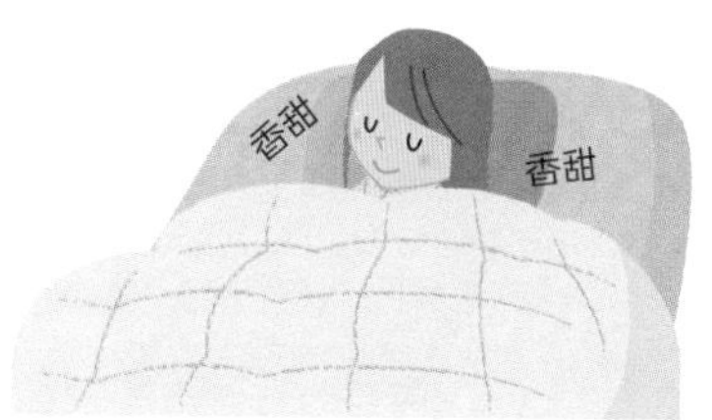

配合抗抑郁药一起使用的药物②：安定类药物、精神类药物

安定类药物也可以用于抑郁症的药物疗法。

安定类药物，通常用于那些时而极端亢奋、时而极度消沉的精神状态剧烈波动患者。这种药物较多应用于抑郁状态和狂躁状态交替发生的双相障碍患者，但有时也用于治疗抑郁症。通常是由于抗抑郁药物效果不理想，或者为了增强疗效将抗抑郁药和安定类药物共同使用。

用于治疗抑郁症的安定类药物包括“锂（常见商品名“碳酸锂片”）”“丙戊酸钠（常见商品名“德巴金”）”“卡马西平（常见商品名“得理多”）”等几种。这种药物如果少剂量服用，并不会产生过多副作用，但是如果过量服用则有可能导致“锂中毒”，因此患者需要定期进行血液检查，监控血液中的锂浓度。

抗精神病药物主要抑制多巴胺的活动，从而缓解强烈的亢奋症状。在治疗抑郁症时，通常适用于那些有妄想或者幻觉的患者。抗精神病药通常与抗抑郁药共同使用，但是对于那些极其亢奋或者自杀风险很高的患者，也可能作为首选用药。

此外，治疗精神分裂症的抗精神病药物“阿立哌唑[1]（Aripiprazole）”在2013年获准用于治疗抑郁症。阿立哌唑作用于多巴胺和血清素，除了提高患者的欲望、愉悦水平和认知机能，对于改善不安症状也有效果。

---

❶ **阿立哌唑**　适用于于抗抑郁药物无法起效的情况，或者与抗抑郁药共同使用，强化药效。

辅助类抗抑郁药

抗抑郁药

+ 安定类药物

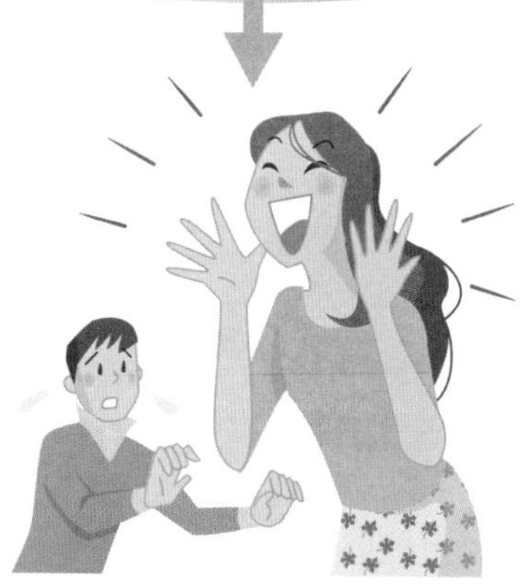

常用于抑郁状态和狂躁状态交替发生的双相障碍患者，也可用于提高抗抑郁药的效果。

通常配合使用的安定类药物

通用名	商品名
锂	碳酸锂片
丙戊酸钠	德巴金
卡马西平	得理多

+ 精神类药物

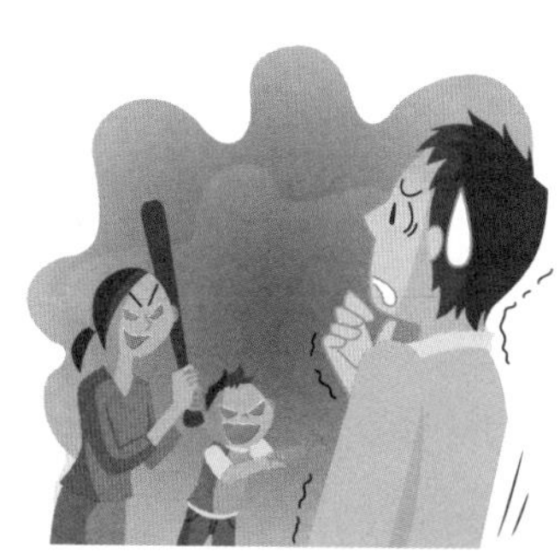

用于治疗妄想、幻觉等精神疾病症状。通常与抗抑郁药共同使用，或者作为自杀风险较高患者的首选用药。

通常配合使用的精神类药物

药品名
阿立哌唑
作用于多巴胺和血清素，可以提高患者的欲望、愉悦程度和认知机能，还能改善不安。

抑郁症的精神疗法

精神疗法的目的与效果

为了改善抑郁症状，在实施药物疗法的同时，对于患者性格倾向、环境特点等重要风险因素，还需要实施精神疗法。并且，精神疗法还能起到预防复发的作用。

所谓精神疗法，是指患者在医生或者心理专家的帮助之下，重新审视那些引发抑郁症的因素，包括心理压力、生活状况、社会环境以及患者自身的性格倾向和思维方式等。

精神疗法的目的包括以下几点。首先，帮助患者正确理解并接受抑郁症这种疾病。修正那些有关疾病原因和治疗方法的错误认知，理解药物治疗的必要性，使患者得到适当的治疗并且能够坚持下去。

第二，精神疗法能够帮助患者学会自我观察，及时发现症状的变化。如果患者能够正确理解自身疾病与周围环境、人际关系、日常生活的关系，就能够判断出什么情况可能导致复发，并基于这种预测采取最及时、最恰当的应对措施。

第三，就是帮助患者克服病后可能在日常生活和社会交往中面临的障碍，争取早日回归社会。

抑郁症的精神疗法有很多种，但是都需要患者在经过休养和药物治疗，且抑郁症状已经有所减轻，自我评价已经较为客观之后才能够实施。

主要的精神疗法

认知行为疗法

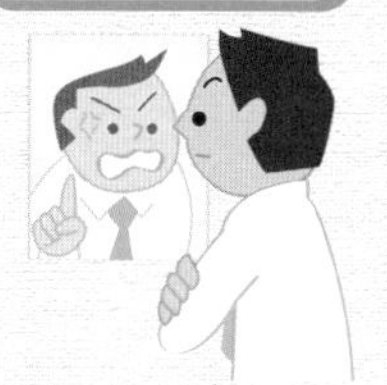

抑郁症患者很容易对一切事物抱有否定倾向。这种疗法旨在帮助患者认识到自己思维方式的问题和偏差，尽可能形成更加抗压的思维方式。

精神分析疗法

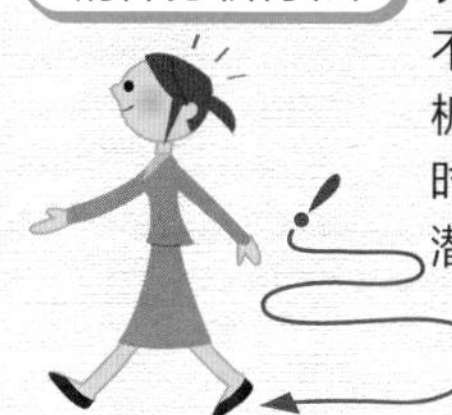

针对患者在无意识状态下不断重复的行为模式，分析其根源（例如源于幼儿时期的某些体验），找到潜藏在患者心中的问题并加以解决，使患者真正得到解脱。

支持疗法

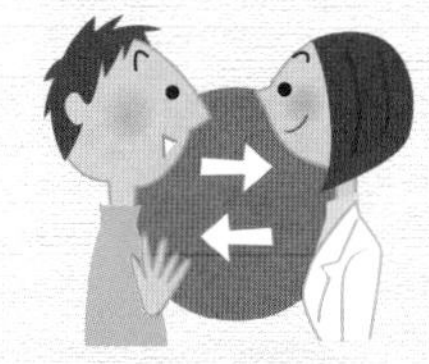

耐心倾听患者的诉说，通过表示理解、支持等方式为患者提供精神支持。这可以减轻患者的不安，逐渐恢复其原有的适应能力。

人际关系疗法

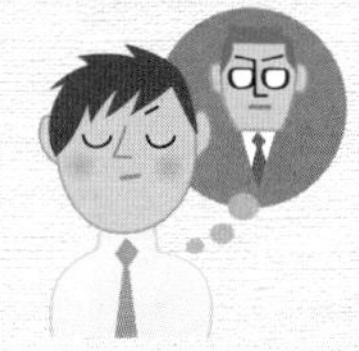

着重改善人际关系这一导致患者发病的症结，旨在减轻其心理压力。并不是要改变患者自身的性格，而是寻找抗压方法。

内观疗法

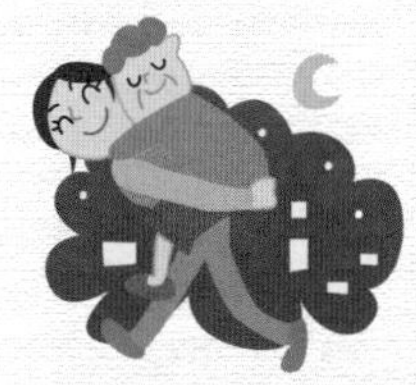

通过回顾患者的过去，回想自己向周围索取了什么、给予了什么，找回对他人的感激之情和对自己的肯定之心，改善抑郁状况。

森田疗法

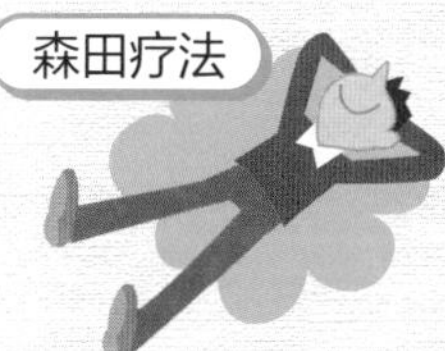

不去刻意控制心情和感情，引导患者接受“原原本本的自己”。就算心有所恼，也能够以最自然的姿态坦然地生活下去。

家庭疗法

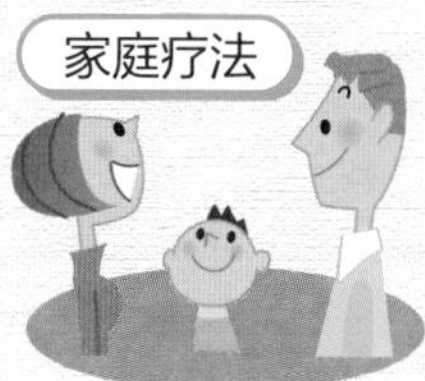

认为心理疾病并不是个人问题，而是全家人的问题，将家族成员全都作为治疗对象。通过家庭成员之间的沟通，改善家庭关系，加深相互理解。

培养平衡思维方式的“认知行为疗法”

所谓“认知行为疗法”，是促使患者认识到哪些思维方式容易导致抑郁症，进而努力培养更加平衡的思维方式。

所谓“认知”，就是对事物的理解方式和思维方式。我们都知道，认知方式会对情绪产生显著影响。面对同样的事情，不同的认知方式会导致不同的心境变化。

比如说，给恋人或者朋友发信息却没有得到回信，有的人并不会放在心上，“可能是对方正忙着呢，没空回信”；但是有的人就会因此感到不安，“是不是我做了什么事情惹对方生气了”“我是不是被对方讨厌了”，从而心情陷入低落。

如果说哪种情况更容易导致心理压力，那么答案无疑是后者。抑郁症患者通常像后者一样，倾向于对事物作出负面判断，这被认为是导致压力过大的重要原因。

而认知行为疗法引导患者思考为什么自己在面对意外情况的时候，会有那样的反应。以前面说到的情况为例，因为没收到回信，所以认为“自己肯定是被对方讨厌了”。这种在遇到问题后瞬间浮现出来的想法被称为“自动思考”。如果能够对自己的“自动思考”多加留意，下一步就能尽量寻找有没有其他心理压力更小的思考方式。通过这种不断的调整，使患者逐渐培养出平衡的思维方式。

认知行为疗法，关键是要引导患者自身对思维方式进行纠偏。而为了达到这个目的，医生或心理专家会布置一些“家庭作业（专栏法）”，引导患者形成更加积极的心态。

帮助患者认知并修正思考方式的“家庭作业”

何为“家庭作业”

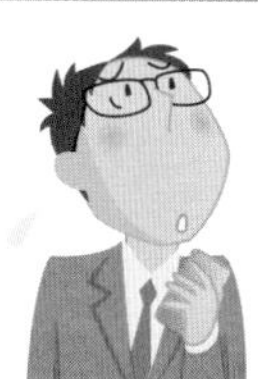

在日常生活中一旦遇到令自己产生负面情绪的事情，立刻记下来，包括当时的心情、自动思考的内容、其他可替代的思考方式等，通过这种方式随时检查和纠正自己的认知模式。

		案例
1 状况	遇到哪些令自己产生负面情绪的事情	在同事面前被上司指出工作中的失误
2 心情	记录当时的心情，并且用0~100%的方式衡量其严重程度	难为情（100%），愧疚（80%），不安（80%）
3 自动思考	记录当时头脑中瞬间浮现的想法，并用0~100%的方式衡量其坚决程度	大家肯定都在看我的笑话（100%），由于自己的失误给大家添麻烦了（80%），以后领导不会再把重要的工作交给我了（80%）
4 其他思考方式	记录其他的思考方式（标明自己最终采信了哪一种），并用0~100%的方式衡量其坚决程度	人无完人，无论谁都会犯错误（100%）；自己一定有机会挽回名誉（80%）；这并非是无可挽回的错误，同事不会因此质疑我的能力（70%）；把这次的失败作为经验，对于今后发展会有帮助（80%）
5 结果	记录改变思考方式之后的心情变化，并用0~100%衡量	难为情（50%），愧疚（40%），不安（20%）

增加社交稳定性的“人际关系疗法”

心理压力是导致抑郁症的发生及恶化的重要因素之一；而人际关系则是一种常见的压力来源。所谓“人际关系疗法”，旨在着重改善人际关系这一症结，寻找解决方法。

人际关系疗法主要针对四个方面的问题，首先是“悲伤”。通常来说，如果失去重要的人或者物，人们会经历拒绝、愤怒、悲叹、释然这一系列心理过程，重新振作。但是也有一些人无法完成这个过程，陷入极度的悲哀无法自拔，也就是出现抑郁症状。因此，首先要接受事实，梳理自己与失去的人或物之间的关系，收拾哀思，迈出新的一步。

第二是“角色混乱”。在与周围人相处的过程中，误解了彼此应该承担的角色，因此产生不和。在这种情况下，需要澄清彼此的理解偏差，重新调整双方关系。如果双方关系已经处于无法修复的阶段，则需要找到适当的方法拉开距离。

第三是“角色变化”。怀孕、生产、升学、升职等变化都会带来角色变化，有时也会导致人际关系问题。如果不能很好地面对这些变化，不妨积极寻找周围人的支持，帮助自己找回应对全新环境的自信。

如果不属于以上这三种问题，那么可能会被列为“人际关系失调”的情况。有些人不容易构建良好的人际关系，或者是人际关系很容易破裂，这种情况需要回顾此前人际关系遭遇问题的情况，找到原因并且寻求解决。

人际关系问题——减轻压力的“人际关系疗法”

人际关系法主要针对的问题包括四个方面

1 悲 伤

失去重要的人或物

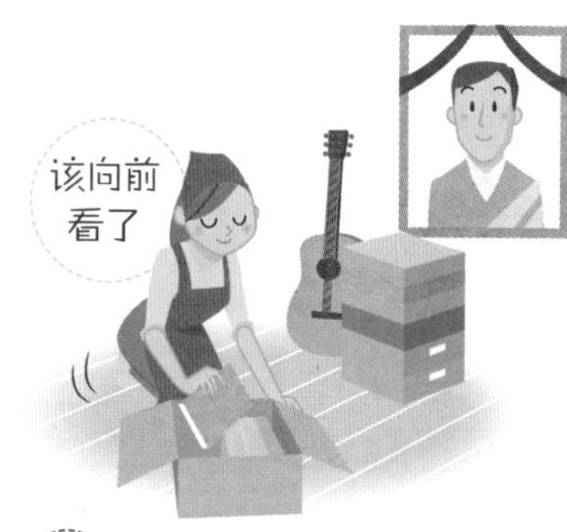
该向前
看了

解决法 接受事实，调整自己与失去的人或物之间的关系。

2 角色混乱

误解了彼此应该承担的角色

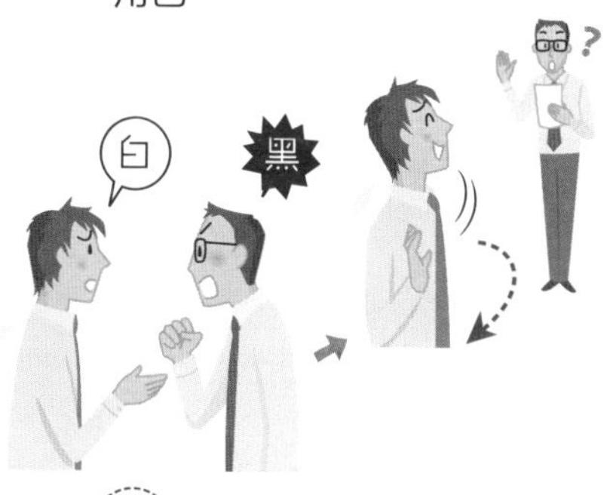
白
黑

解决法 纠正理解偏差，重新调整关系。如果无法修复则拉开距离。

3 角色变化

怀孕、生产、升学、升职等带来角色变化

解决法 接受周围人的帮助。

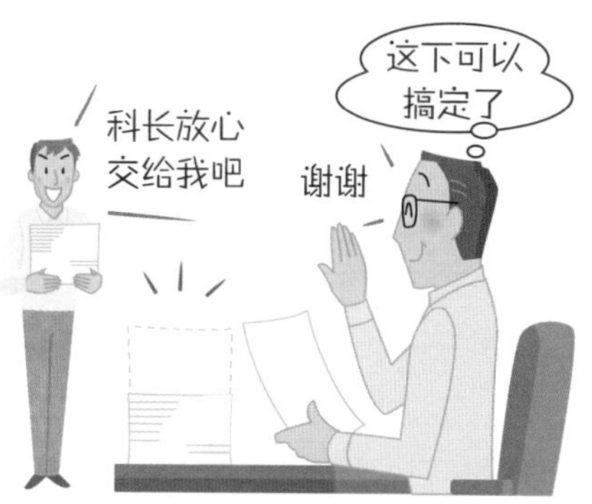
科长放心
交给我吧
谢谢
这下可以
搞定了

4 人际关系失调

不容易构建人际关系，或是很容易破裂

解决法 回顾此前人际关系遭遇问题的原因。

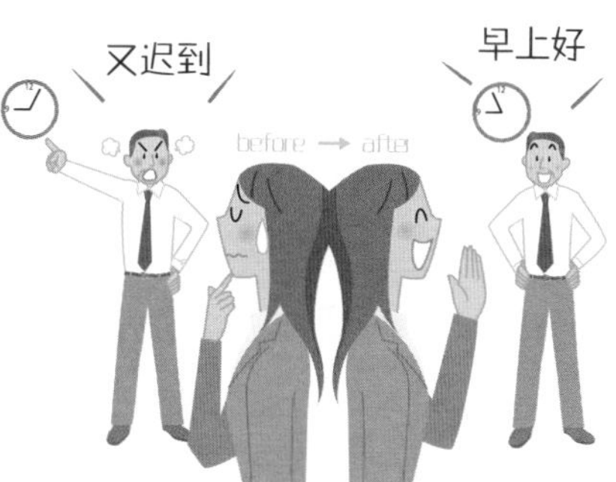
又迟到
before → after
早上好

顽固性抑郁症的治疗

什么是顽固性抑郁症

如果通过此前介绍的药物疗法和精神疗法，依然无法改善抑郁症状，就可能被诊断为“顽固性抑郁症”。所谓“顽固性抑郁症”并不用来表示抑郁症的类型或者严重程度，而是一种经过适当治疗依然无法改善的疾病状态。至少使用了两种以上的抗抑郁药，每种都以必要且充分的药量持续服用半年以上，但是症状依然没有得到改善，则通常会被视作顽固性抑郁症。

发生这种情况，有时是患者症状较重且具有抗药性，但更常见的情况是出于对抑郁症的误诊，比如将双相障碍或者精神分裂诊断为抑郁症。如果出现久治难愈的情况，重新进行诊断是很有必要的。

此外，也可以考虑在药物疗法之外，采取某些生理疗法。与尝试进行心理层面治疗的精神疗法相对，所谓生理疗法，是尝试从生理层面治疗患者的精神疾病。

对于顽固性抑郁症，除了抗抑郁药，通常还会使用一些在抑郁症治疗方面不常用的药物，其中使用频率最高的是甲状腺激素药。所谓“甲状腺激素”，是一种促进人体对食物中摄取的碳水化合物、蛋白质、脂肪进行代谢的激素，与大脑神经递质的作用也有关。因此，如果与抗抑郁药共同使用，可以提高抗抑郁药的效果。

此外，可以提高多巴胺❶活力的多巴胺能药物也会有所使用。

❶ 多巴胺　一种神经递质，可以提高人体的欲望和干劲，产生快感和幸福感。

顽固性抑郁症的各种治疗方法

一般来说

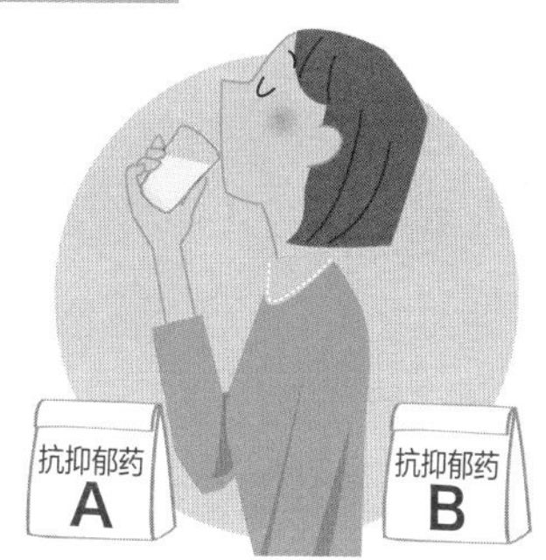

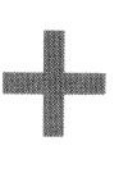

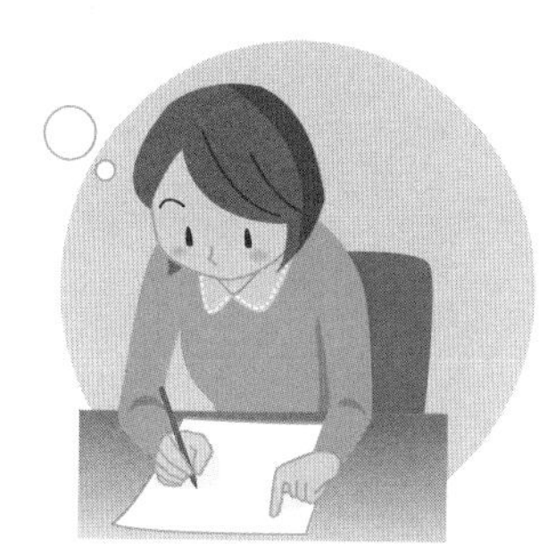

同时实施精神疗法

症状依然
没有改善

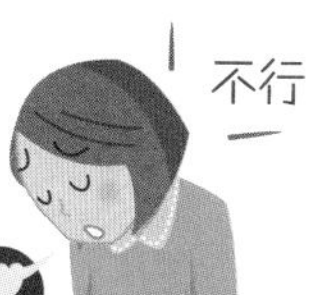

诊断为顽固性抑郁症

巴多胺能药

提高多巴胺活力

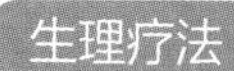

生理疗法

电休克疗法等

甲状腺激素药

与抗抑郁药共同使用

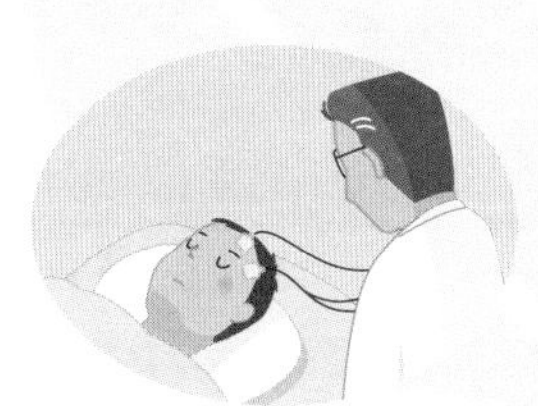

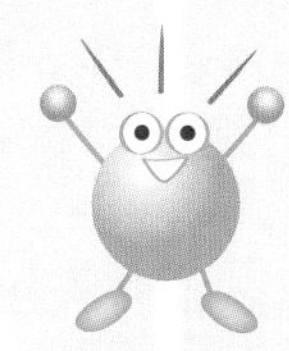

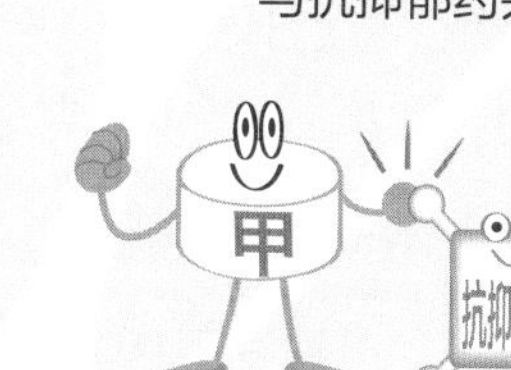

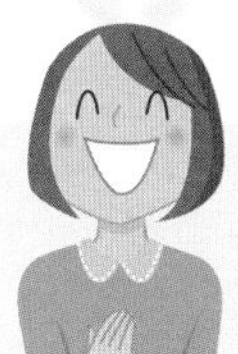

在这种情况下，会使用各种不常用的药物或治疗方法

激发神经细胞活力的“电休克疗法”

针对抑郁症的生理疗法，包括“电休克疗法”“经颅磁刺激疗法”“光疗法”“断眠疗法”等。我们先来看看电休克疗法。

所谓电休克疗法，是指对患者的大脑施加电流刺激，激发脑神经细胞活力，改善精神症状。

电休克疗法为什么会有抗抑郁的效果？实际上目前仍未完全了解，但是接受电休克疗法之后，患者的脑部机能失调确实会有所改善。

由于会导致患者严重痉挛，电休克疗法一度被敬而远之。但是现在有了“肌肉松弛剂”，电休克因此变得更加安全，不再导致痉挛。电休克疗法对于抑郁症的有效率高达7成，作为顽固性抑郁症的治疗方法之一，正在被重新认识。

患者在全身麻醉的状态下接受治疗，不会感到痛苦。实施全身麻醉并注射肌肉松弛剂之后，医生会在患者的额头和太阳穴附近贴上电极，施加电流。通电时间约为3秒，电量也会根据患者情况进行适当计算，是一种安全的治疗方法。

电休克疗法即时起效，但是效果在3~6个月会消失，并不能预防抑郁症的复发。患者在接受电休克疗法之后，依然需要服用抗抑郁药。

作为电休克疗法的副作用，患者在治疗后会显得较为兴奋。此外，有时患者治疗之前及治疗期间的记忆会模糊或者消失，但是通常后来能够自动恢复。

现在，电休克疗法不仅用于顽固性抑郁症，也用于重度抑郁患者和有较高自杀风险的患者。高龄患者或者由于慢性病无法服用抗抑郁药的患者，也可以接受这种治疗。

重新认识电休克疗法

作为顽固性抑郁症的治疗方法之一，电休克疗法正在被重新认识。

过程

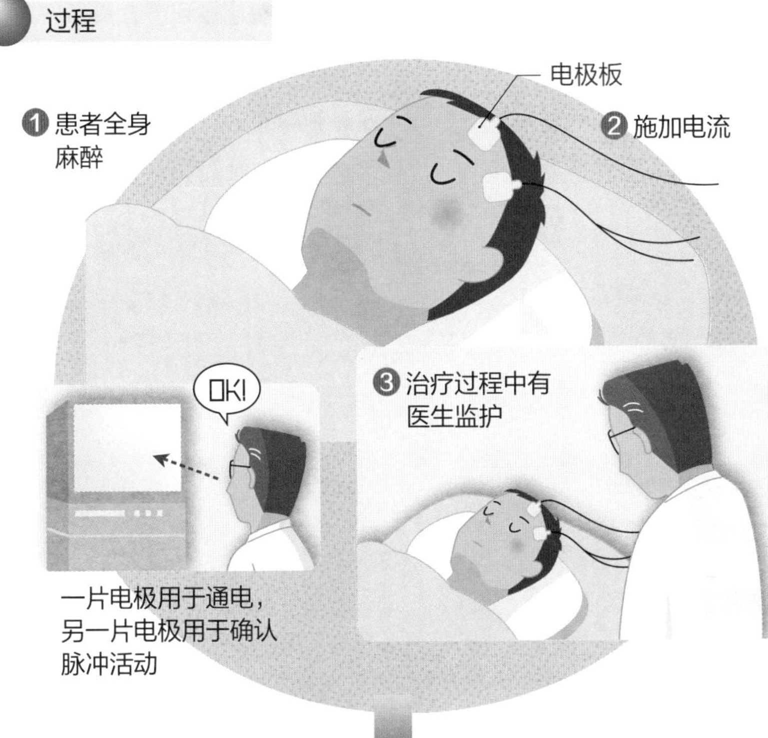
电极板
❶ 患者全身麻醉
❷ 施加电流
OK!
❸ 治疗过程中有医生监护
一片电极用于通电，另一片电极用于确认脉冲活动

电休克疗法的优缺点

优点	缺点
• 立刻起效 • 对抑郁症的有效率高达 7 成	• 效果在 3~6 个月后会消失 • 不能预防抑郁症复发

其他生理疗法

所谓经颅磁刺激疗法，是从外部对患者的大脑施加磁力刺激，从而起到抗抑郁的作用。医生将能够释放磁力的线圈连接到患者头部，对脑神经细胞产生刺激。由于这种疗法完全没有痛苦，无须全身麻醉，因此与电休克疗法相比更加安全便利。经颅磁刺激疗法虽然与电休克疗法具有相同的效果，但是由于这种疗法的历史不长，其起效机制还有待今后继续研究。

经颅磁刺激疗法——对大脑施加磁力刺激的疗法

在头部连接磁力线圈，对脑神经进行刺激（持续 20~30 分钟）

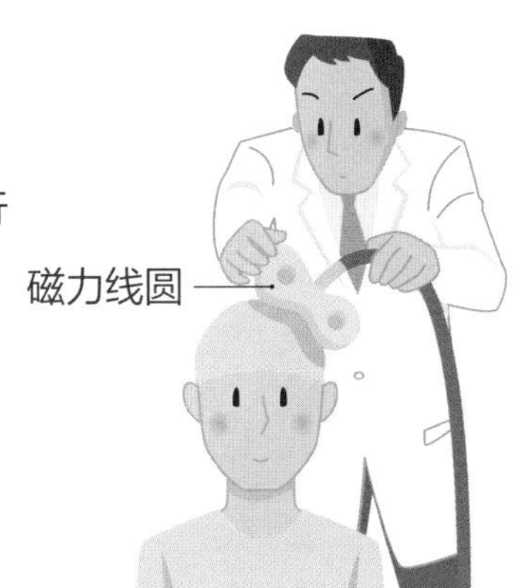

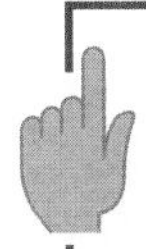

- 实施过程安全且简单
- 实施过程安全且简单

抑郁症康复期的生活

康复期的生活方式

患上抑郁症后，患者可能整夜无眠到天亮，也可能由于食欲不振而无法保证正常的一日三餐，基本的生活节奏被完全打乱。在症状严重的急性期内，勉强自己对什么事情都亲力亲为只会适得其反，还是应该在充分的休养之后，再着手考虑调整生活节奏。

日夜颠倒等不规律的生活方式，可能导致抑郁症的恶化或者复发。事实上有报告显示，与不值夜班或者从事夜班时间不足6年的人相比，值夜班6年以上的人罹患抑郁症的概率要高出7~8倍。我们晚上入睡，早上起床，这个人体自然规律是由大脑下丘脑的“生物钟”决定的。这个生物钟不但控制着我们的睡眠和清醒，还调节着自律神经和激素的分泌。

我们体内的生物钟以24个小时为一个运动周期。如果早上起床，晒晒太阳，适度运动，与人交往，规律饮食，生物钟就能够自动调整为24小时。但是在抑郁症急性发作期间，这些事情都很难做到，生活节奏因此陷入混乱。抑郁症患者本身就存在大脑机能失调的情况，生物钟就更容易失灵。

在抑郁症的恢复期，需要尽量做到不要熬夜，早睡早起，多晒晒早上的太阳。此外，还要规律饮食，少量运动，积极地与他人接触，努力调整身体周期规律。

只有生活节奏得到调整，自律神经和激素分泌才会正常工作，抗压能力随之加强。这对于改善抑郁症状和预防复发都十分重要。

用心调整每天的生活节奏

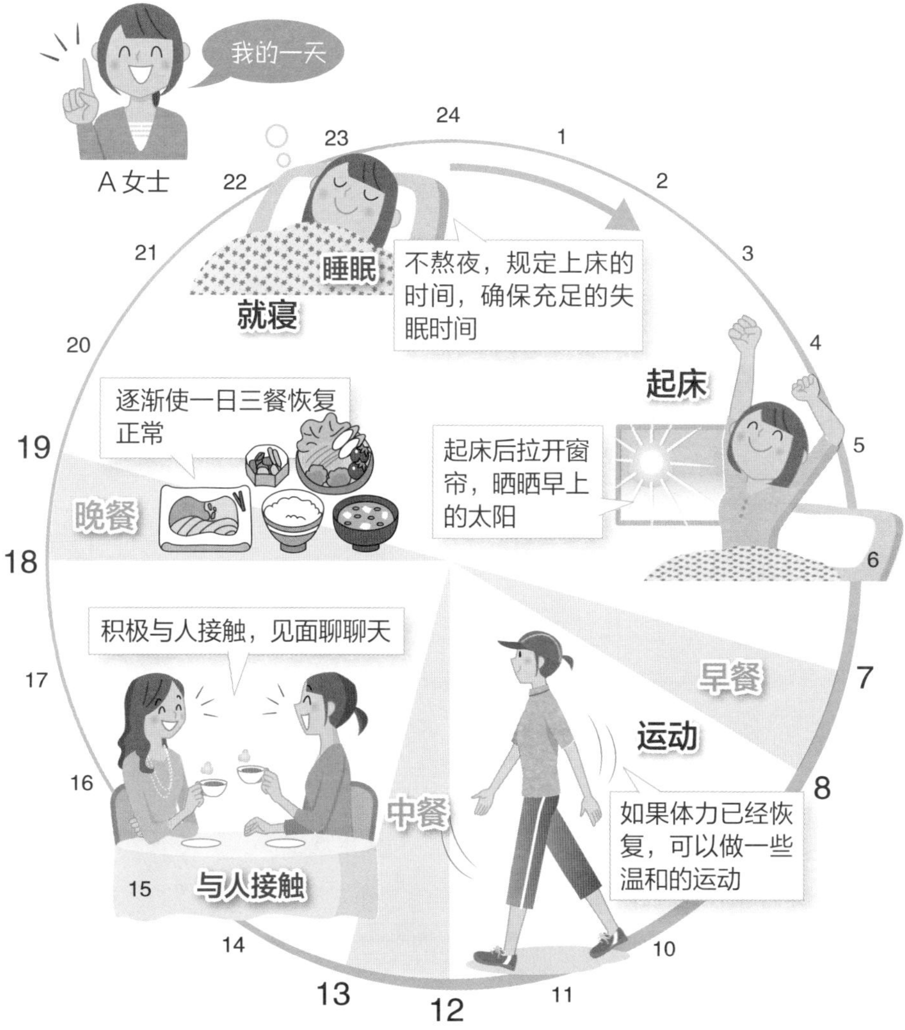

我的一天

A女士

24 1 2 3 4 5 6 7 8 10 11 12 13 14 15 16 17 18 19 20 21 22 23

睡眠

就寝

不熬夜，规定上床的时间，确保充足的失眠时间

起床

起床后拉开窗帘，晒晒早上的太阳

早餐

运动

如果体力已经恢复，可以做一些温和的运动

中餐

与人接触

积极与人接触，见面聊聊天

晚餐

逐渐使一日三餐恢复正常

生活节奏得到调整，自律神经和激素分泌才会正常工作，这有助于改善抑郁症状和预防复发

在回归社会之前需要进行康复训练

进入恢复期，患者的体力和欲望都在逐渐恢复，重新对事物产生了关心和兴趣。想着“不如试着做些什么吧”，这其实就是需要开始康复训练的信号。

虽然称为康复训练，其实并不需要到专业机构接受什么特别的训练，主要是试着做一些自己感兴趣，或者曾经感兴趣的事情。这可以视为回归社会的前奏。患者当下最想做的事情，最适合作为康复训练的内容。比如说，准备一些食材，试着简单做个饭。读书看报也可以视为一种康复训练。如果身体状况不错，还可以通过一些温和的运动来调整身体周期规律。总之就是在力所能及的范围内，尝试一些自己想做又能做的事情。

但是，千万不要着急。“今天，无论如何也要做成这件事……”，这样对自己下达任务指标的方法是绝对禁止的。在恢复期内，患者的身体状况并非一帆风顺地持续好转，通常会出现症状的反复。就算今天感觉自己状态非常不错，明天可能又再次陷入失落之中，什么都不想做。如果患者在这一时期过于勉强自己，有可能会阻碍恢复的进程。就算某天感觉不太好，这也不过是恢复过程中的一种正常现象，并不等同于病情恶化。“原本已经感觉好多了，没想到又出现了反复”，不必因为类似这样的想法而感到绝望，这天不妨休息一下，暂停康复训练。

此外，需要尽量改变急性期间那种自我否定、强烈悲观的思维方式，一点一滴地调整前进方向，心态放轻松一点，对于做不到的事情也不要悲观，多尝试自己能做的事。哪怕只是一些简单的小事，如果做到了，不妨进行一些自我奖励。积少成多，人会因此变得越来越自信。虽然需要一定的时间，但是要相信自己一定能够恢复元气，坚持继续治疗。

在回归社会前进行适合自己的康复训练

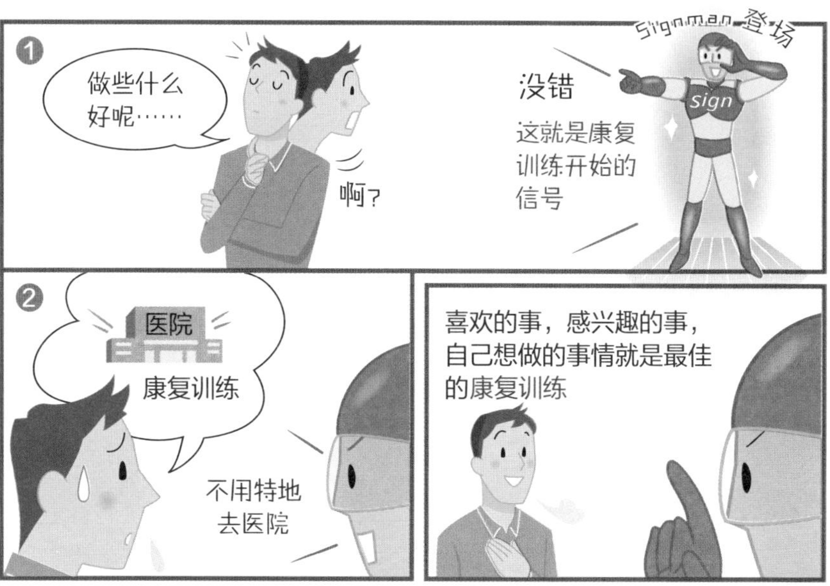
1
做些什么好呢……
啊？
Signman 登场
没错
这就是康复训练开始的信号
2
医院
康复训练
不用特地去医院
喜欢的事，感兴趣的事，自己想做的事情就是最佳的康复训练

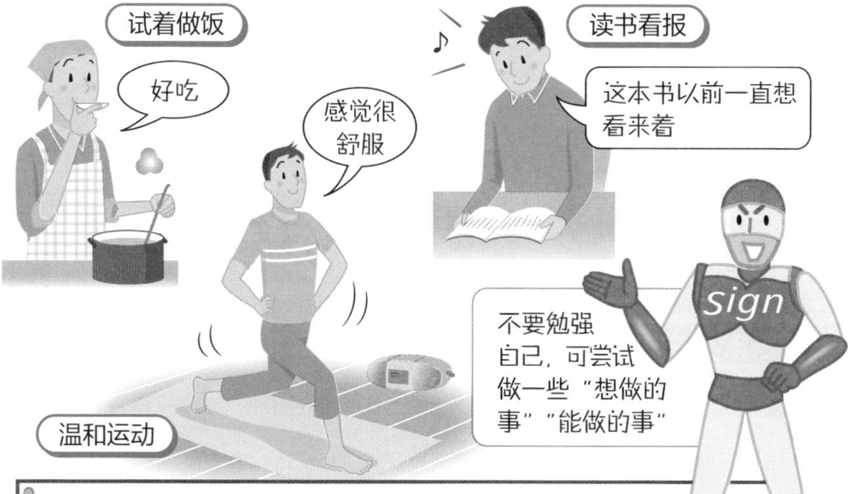

试着做饭

好吃

感觉很舒服

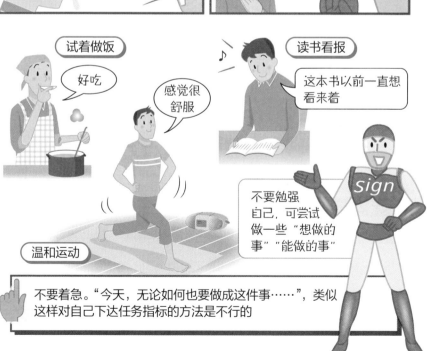

读书看报

这本书以前一直想看来着

温和运动

不要勉强自己，可尝试做一些“想做的事”“能做的事”

不要着急。“今天，无论如何也要做成这件事……”，类似这样对自己下达任务指标的方法是不行的

患者与周围人相处的方式方法

为了防止抑郁症复发，周围人的支持是不可或缺的。对于患者而言，最为重要的就是身边的家人和朋友。

作为抑郁症患者的家人和朋友，应该作些什么，这个问题的答案肯定是因人而异的，但是共通的一点是，要为患者创造一个可以专心接受治疗的环境，尽量消除那些可能导致压力的因素。

话虽如此，其实也不必刻意做出太多改变。如果变得过于小心翼翼，会让患者产生愧疚感，认为自己给大家添了麻烦。此外，如果变得格外热情开朗，也会使患者感到压力。

因此与恢复期抑郁症患者相处的方式，可以概括为“尽可能保持正常态度”“不需要过分关怀”“如果患者急于回归社会，需要适度劝阻”。如果患者出现了恢复迹象（具体见下文），可以试着尽量自然地帮助他进行康复训练，这是身边人提供支持的有效方式之一。比如可以一起做一些家务事，或者邀请他到外面走走。

患者在症状减轻的时候，回归社会的意愿会非常强。特别是尚未完全康复的时候，这种倾向会格外强烈。在这种时候，身边的人应该劝他不要着急。

来自家人和朋友的支持对于患者来说至关重要，但是要做到持续陪伴也不是一件容易事。作为家人和朋友，有时也会感到身心疲惫，心理压力巨大。建议留出一些时间做自己感兴趣的事情，或者和身边的人抱怨几句，释放一下不安的情绪。

不要错过这些康复的信号

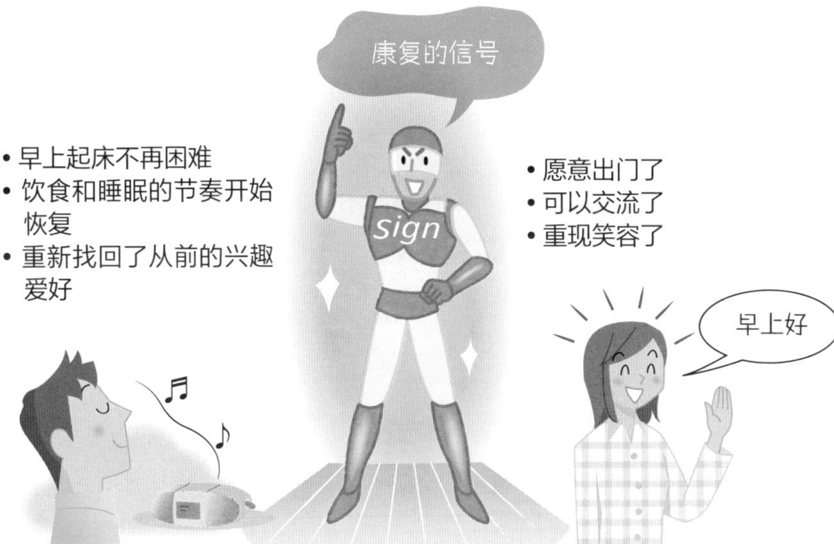
康复的信号
• 早上起床不再困难
• 饮食和睡眠的节奏开始恢复
• 重新找回了从前的兴趣爱好
• 愿意出门了
• 可以交流了
• 重现笑容了
sign
早上好

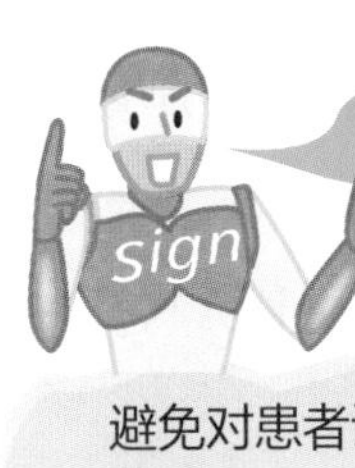
sign

与恢复期的患者交往有哪些言行应该注意？

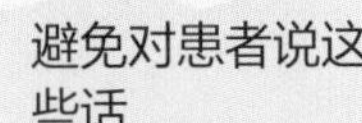

避免对患者说这些话

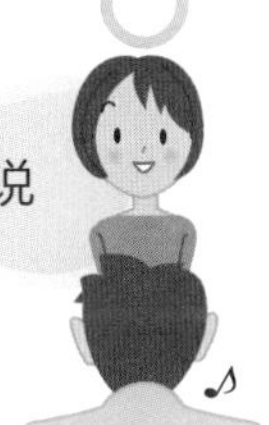

试着和患者这样说

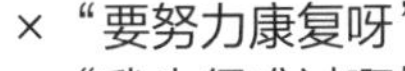

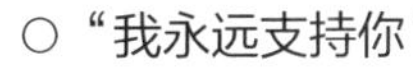

×“要努力康复呀”
×“我也很难过啊”
×“之前你是怎么了”
×“你患上抑郁症，一定都是因为我不好”
×“我相信你能够做得更好”
×“为什么你会变成这样啊”

○“我永远支持你”
○“别着急，耐心接受治疗”
○“今天已经很努力了，休息一下吧”
○“不用担心工作的事”

回归社会后需要注意的问题

拒绝职场焦虑，与医生保持交流

患上抑郁症后，会有较长一段时间不能上班，这难免会导致焦虑情绪。“职场上已经没有我的立足之地了吧？”“继续休息下去会太影响工作了吧？”类似这样的不安情绪可能会很强烈。焦虑和不安的情绪，很可能会导致抑郁症状重现。

特别是如果患者在症状尚未完全治愈的时候，就着急重返职场，那么好不容易有所好转的症状可能会恶化，不得不再次进入停职、休假状态。

因此，患者需要与主治医生充分交流，确定状态已经完全稳定，才是回到职场的适当时机。

而且即使回归职场，也不意味着万事大吉。因为治疗的最终目的，是确保持续正常工作之后也不会复发。为了达成这个目标，不但要继续治疗，还需要与医生保持交流。

经过长期休养之后，患者的体力和工作能力都处于较低状态。如果在工作上过于勉强，可能会导致病情恶化。

为了防止这种情况发生，可以为自己设置1~2个月的适应期，最重要的是不能过于勉强。此外，找一份符合适应期要求的弹性工作也是一种方法。为了到医院继续接受治疗，工作内容和上下班时间都需要调整，难免需要经常迟到或者早退。

在恢复正常工作之后，也需要充分审视之前的工作时间和内容，量力而为，不要做那些不适合自己的工作。

防止抑郁症状复发的“职场关怀”

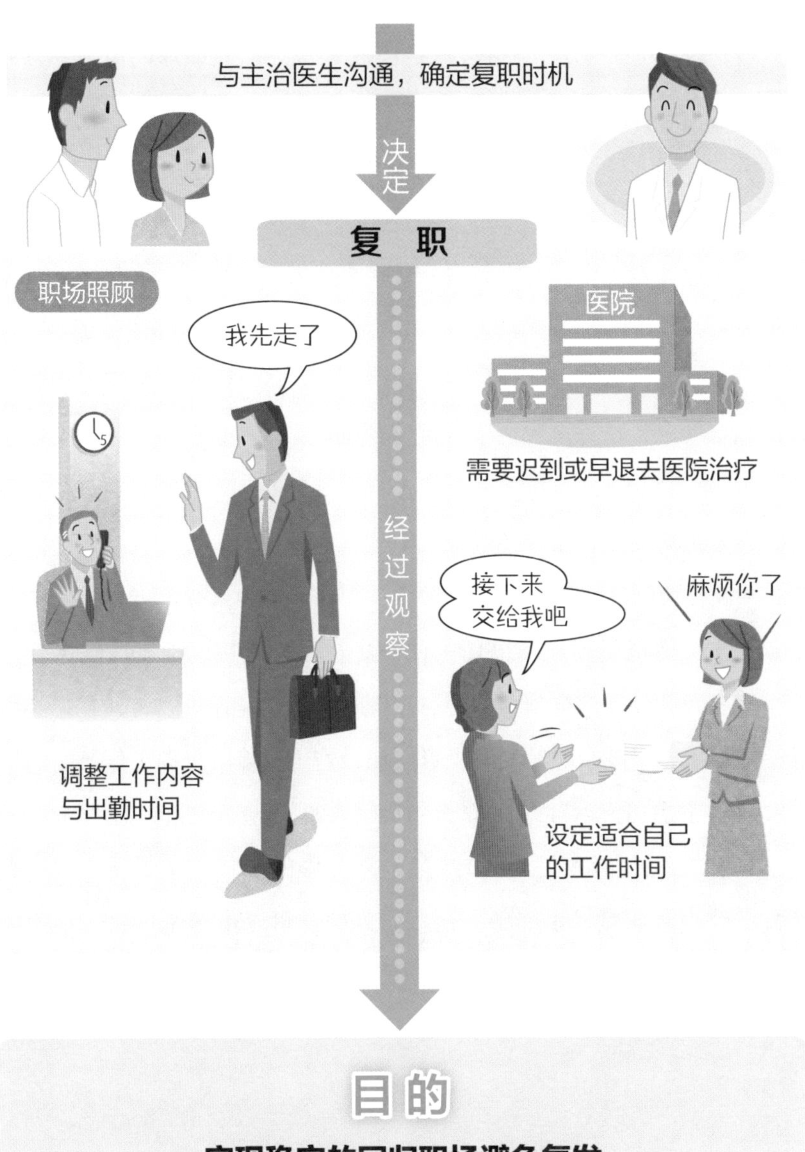
与主治医生沟通，确定复职时机
决定
复职
职场照顾
我先走了
医院
需要迟到或早退去医院治疗
经过观察
接下来交给我吧
麻烦你了
调整工作内容与出勤时间
设定适合自己的工作时间

目的

实现稳定的回归职场避免复发

“复职计划”为回归职场提供帮助

所谓“复职计划”，是医疗机构针对希望回归职场的患者，通过安排一些较为轻松的工作帮助患者找回职场感觉，同时通过心理教育等方式审视患者之前的职场行为与思维方式，在帮助患者复职的同时预防复发。

在这份计划之中，心理教育是非常重要的一环。所谓心理教育，是医生通过交谈或者提供建议等方式，帮助患者学习“抑郁症是怎样一种疾病”“需要采取什么样的治疗方式”等常识，加深对疾病的理解。此外，帮助患者认识自我也十分重要，可以采取“认知行为疗法”“自我分析”“自我表现”等多种方式进行。这种心理教育可以提高治疗效果，有效预防复发，患者还可以认识到自身的弱点，更加妥善地应对人际关系和心理压力。

此外，模拟职场环境也是一种方法。在一个接近现实职场的环境下，让患者进行操作电脑、开会讨论等日常工作。还可以将几名患者组成一个小组，对某个课题展开项目研讨，这不但能够培养工作所需的集中力和思考力，还能帮助患者锻炼与周围人的关系，改进行为方式。

如上所述，复职计划可以通过丰富多彩的形式，客观判断出患者是否已经为复职做好了准备。这些研判信息可以由工作单位、主治医师、患者本人共享，帮助有关各方对于患者重返职场的时机作出准确判断。

各种复职计划为重返职场提供帮助

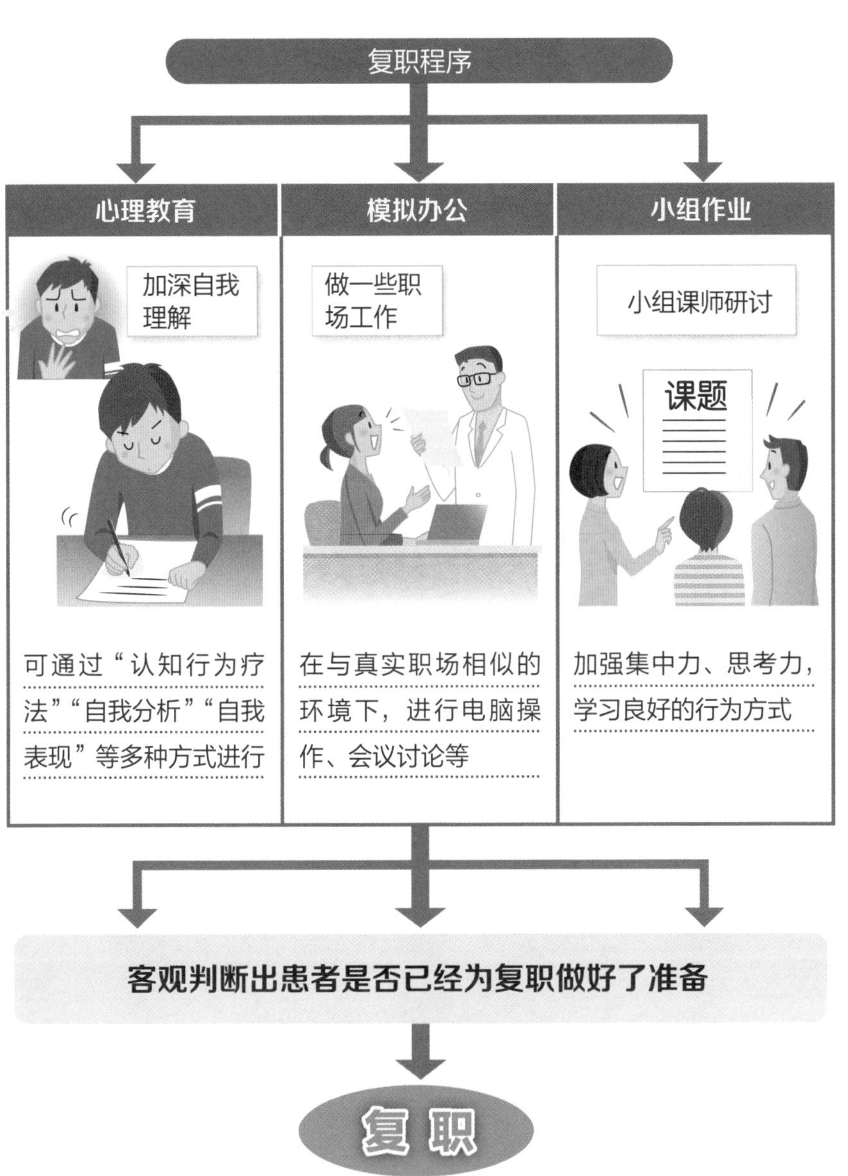
复职程序
心理教育
模拟办公
小组作业
加深自我理解
做一些职场工作
小组课师研讨
课题
可通过“认知行为疗法”“自我分析”“自我表现”等多种方式进行
在与真实职场相似的环境下，进行电脑操作、会议讨论等
加强集中力、思考力，学习良好的行为方式
客观判断出患者是否已经为复职做好了准备
复职

第4章

预防抑郁症复发

虽然抑郁症是一种容易复发的疾病，但是也无须过度恐惧。只要从心理上和生理上都不过分勉强自己，妥善应对压力，就能够充满活力地过好每一天。

妥善应对压力

控制压力只在一念之间

通过药物疗法和精神疗法，患者的症状得到改善，开始回归原来的生活，接下来就要考虑如何预防复发的问题了。

为了预防复发，除了继续服用抗抑郁药物，还需要患者调整心态，逐渐消除日常生活中潜藏的压力因素。本章将就这些问题介绍几项重点内容。

抑郁症的发生通常有某种压力作为导火索，而压力常常也是导致复发的原因。在我们每个人的日常生活中，想要完全规避压力是不可能的事情。因此，学会控制压力的方法就十分重要。

在各种压力之中，精神压力与抑郁症的关系最为密切。精神压力过剩会导致巨大心理伤害，但是有些压力其实只是一念之间的事情，这就需要我们调整对事情的看待方式和思维方式。

比如在防止疾病复发这件事上，“今后一辈子都要生活在抑郁症复发的恐惧中了……”和“只要认真落实预防措施，就不必担心复发”“以此为契机，发现全新的自己吧”相比，只是想法的一个改变，在精神上的感受则完全不可。

大部分抑郁症患者的思维方式都偏向于前者。当你的情绪陷入低落时，不妨检视一下自己是不是陷入了类似的模式。

你是不是陷入了这样的思维模式

过于极端

必须得到完美的结果才行

例 如果考不上第一志愿，人生就完蛋了。

★考上第二志愿和第三志愿其实也挺好啊。

过于偏激

只要有一点不如愿，就全盘否定

例 被甩了，我再也谈不成恋爱了。

★这次只是不投缘罢了，下次还会遇到合适人选的！

过于消极

就算遇到好事，也用消极的态度来看待

例 老公在结婚纪念日给我送了花，一定是他做了对不起我的事！

★他能记得我们的结婚纪念日，好开心！

★ = 换个思考方式

妄下结论

没有依据，直接得出最糟糕的结论

例 请同事喝酒被拒绝了，他一定是讨厌我！

★只是因为忙罢了，下次再约！

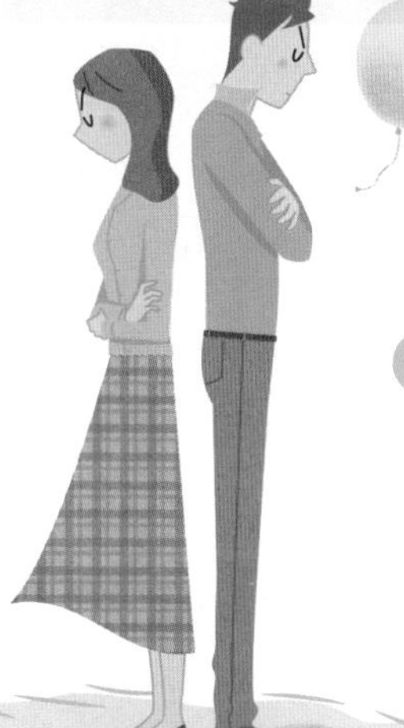

一根筋式思考

常设立“必须如何如何”的目标

例 我必须给家里人做晚饭！

★买些现成的菜带回家也未尝不可嘛！

标签式思考

给自己贴上负面标签

例 我没有才能，考试肯定通不过。

★我是有能力的，多练习一下就能搞定！

不要制定过于勉强的目标

过高的目标是压力之源

思维方式容易出现偏差的人，往往也会给自己设立过高的目标。

特别是抑郁症患者存在自我否定倾向，认为“我是个一无是处的人”“我不值得被任何人爱”。换句话说，这其实是希望“我必须成为一个更有存在价值的人”“我必须成为一个被大家喜爱的人”，也就是为自己设立过于勉强的目标。

对你来说，什么样的人才是有价值的？无论工作还是家事都表现得很完美？遇到困难的工作也好，加班也好，全都独自承受绝不示弱？这种人先不要说存在价值如何，可能根本就是不存在的吧。毕竟每个人都有自己擅长和不擅长的事情。

精神放松一点，生活轻松一点。我们如果把100分作为目标，最后通常也就拿个80来分。那么不妨把50分作为目标，这样还比预期多出30分，心里会感到更加满足。

此外，如果总是希望自己被所有人喜欢，就不免变得疑神疑鬼，总想着“这个人是不是讨厌我了”，因此也就更容易被言语所伤。如果能想开一点，“讨厌就讨厌吧”“这种事情无所谓”，人生一定会变轻松。

为了增强抗压能力，有必要提高自我评价。如果自我评价过低，就会缺乏自信，不认为别人会接受自己，而且对于别人的言行也倾向于作出负面判断。把自我评价提高一点，目标降低一点，循序渐进地解决问题是很重要的。

制定低一些的目标

压力大的人通常存有“制定过高目标”的倾向

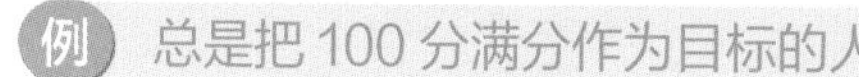
例 总是把100分满分作为目标的人

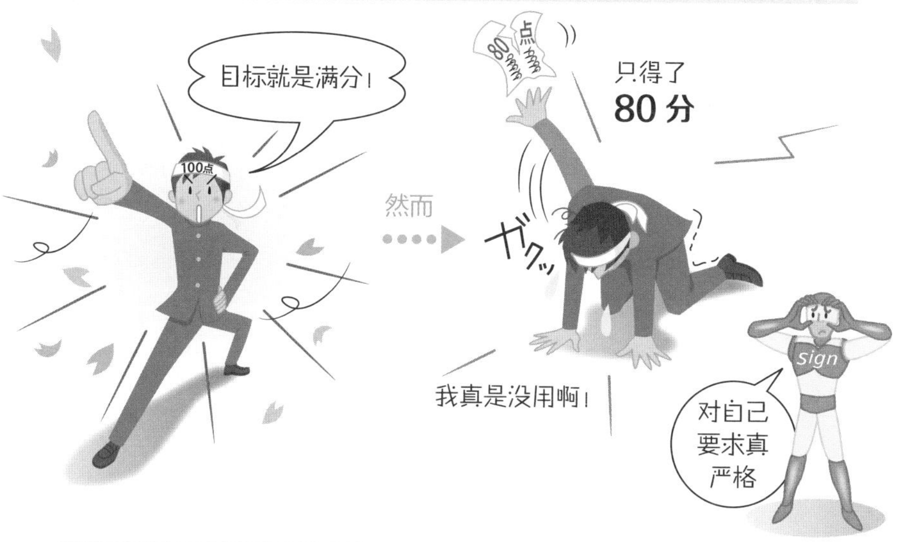

如果把目标定在50分

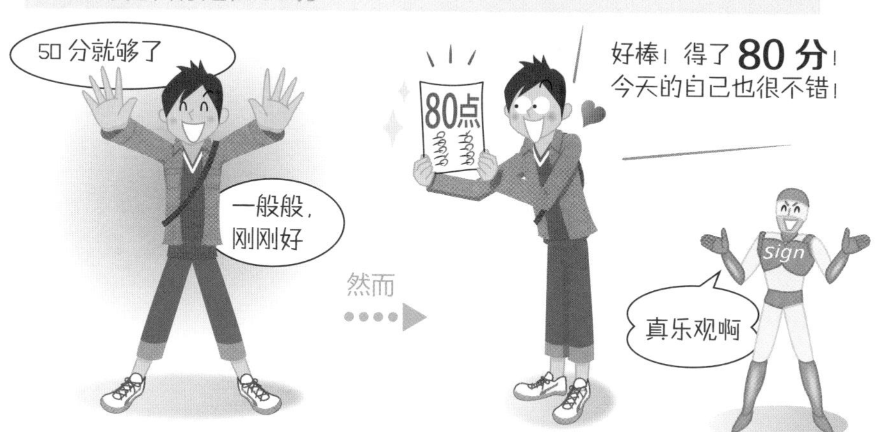
50分就够了
一般般，刚刚好
然而
80点
好棒！得了80分！
今天的自己也很不错！
Sign
真乐观啊

为了增强抗压能力，有必要提高自我评价。目标设得低一点，循序渐进最重要。

随时随地放松一下

在日常生活中让身心得到放松

为了缓解和消除压力，时常放松一下是很有效果的。这可以帮助身心处在舒适状态，扔掉无谓的压力，恢复自然状态。

一旦承受压力，我们就会紧张不安，心情焦躁，从而感到情绪不快。这个时候就算想要努力让自己的心情放松下来，也很难瞬间完成情绪转换，想要控制自己的情绪总是很难的。

在由于压力感到心情不快的同时，还会出现心跳加快、呼吸加速等生理反应。这些压力反应与我们的自律神经有关。自律神经由交感神经和副交感神经两大神经系统组成。

交感神经使我们心跳加快、血压上升、肌肉紧张，在运动过程中或者感到紧张和压力时起主要作用。而与之相对的作用机制则是副交感神经，它在我们睡觉、洗澡或者感到放松的时候发挥主要作用。也就是说，在交感神经占据优势地位的时候，无论我们多么努力地想要心情放松下来，身体却依然是紧张的，很难真正放松。

如果我们想让副交感神经占据优势地位并发挥作用，首先要让身体放松下来，这样无论身心都会感到轻快。这种自我放松的方法有多种形式，除了下面介绍的腹式呼吸法和渐进式肌肉松弛法，还可以选择泡澡、洗森林浴及接受音乐疗法等。

调节自律神经平衡对于控制压力十分重要

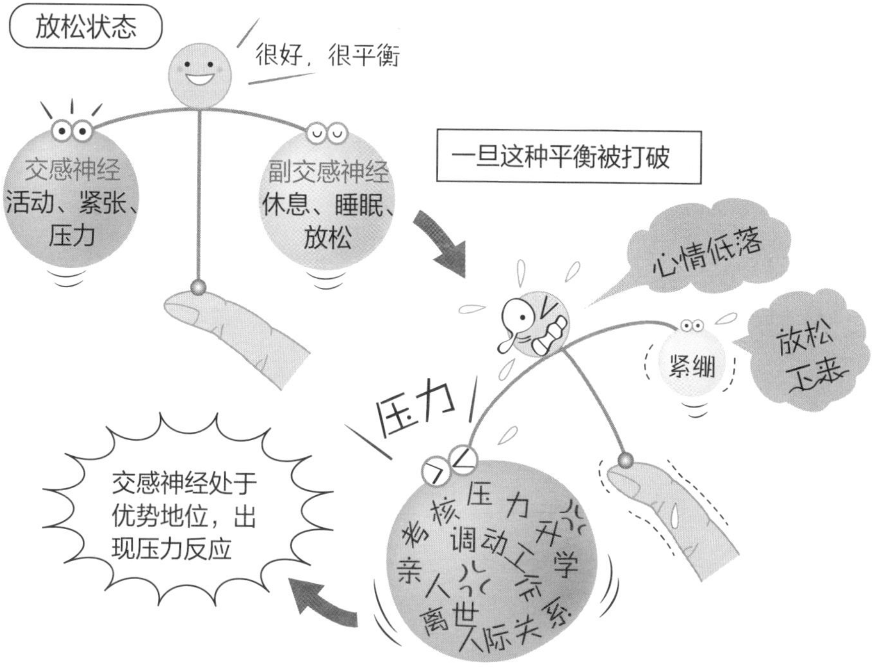

放松状态

很好，很平衡

交感神经 活动、紧张、压力

副交感神经 休息、睡眠、放松

一旦这种平衡被打破

心情低落

紧绷

放松下来

压力

考核 压力 升学 调动工作 亲人离世 人际关系

交感神经处于优势地位，出现压力反应

掌握使副交感神经处于优势地位的腹式呼吸

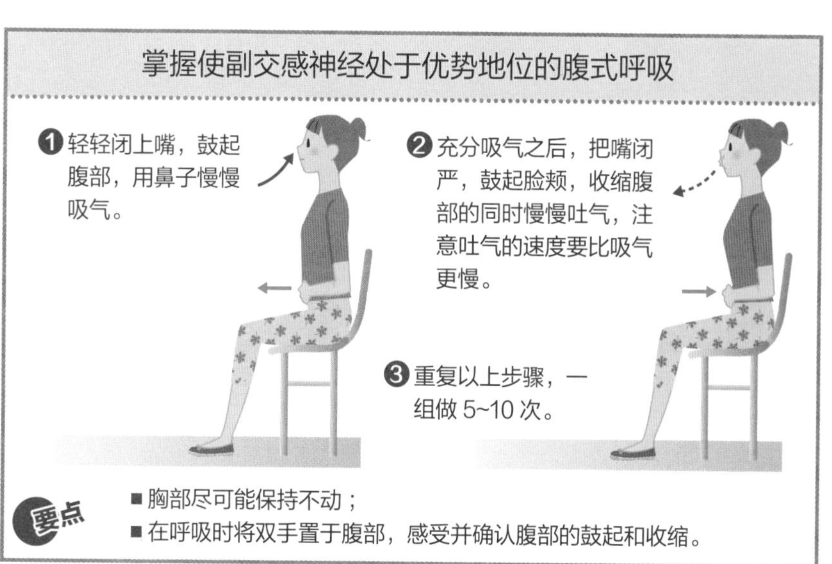

❶ 轻轻闭上嘴，鼓起腹部，用鼻子慢慢吸气。

❷ 充分吸气之后，把嘴闭严，鼓起脸颊，收缩腹部的同时慢慢吐气，注意吐气的速度要比吸气更慢。

❸ 重复以上步骤，一组做 5~10 次。

要点

■ 胸部尽可能保持不动；

■ 在呼吸时将双手置于腹部，感受并确认腹部的鼓起和收缩。

缓解肌肉紧张的渐进式肌肉放松法

所谓“渐进式肌肉松弛法”，是美国神经生理学者埃德蒙德·雅各布森提出的一种放松肌肉的方法。

所谓“渐进式”，是指过程不需激烈，不追求立刻使紧张的肌肉放松下来，而是要按照一定的顺序。具体来说，需要先有意使肌肉紧张起来，然后再一口气放松。肌肉在经历了最初的紧张之后，可以得到更深刻的放松。

虽然我们平时对此没有在意，其实我们的身体一直是处于用力状态的。在这种自己没有什么感觉的情况下，就算说让你放松肌肉，也不知道如何才算是真正放松了，或者你以为自己放松了，其实肌肉还是紧张状态。

也就是说，我们对于自己身体的哪些部位是紧张的，哪些部位是放松的，其实感觉是非常迟钝的。而如果采取渐进式肌肉松弛法，我们就能够清楚掌握自己身体的哪部分在用力，用了多少力，放松之后的感受也更加明显。

当我们承受压力的时候，身体实际上同样处于紧绷状态，就算想要放松也放松不下来。如果使用渐进式肌肉松弛法，我们就能明显感受到肌肉发力和放松的过程。在感觉身心处于过分紧张状态的时候，及时察觉并使用此方法，就能尽早使肌肉得到放松。这种情报传递到大脑，我们的心情也会轻松很多。

如果继续使用渐进式肌肉松弛法，我们只需要使肌肉小幅紧张，就能得到很好的放松效果。

肌肉的放松体操：渐进式肌肉松弛法

先使身体的一部分肌肉紧张起来，然后一口气放松

START

❶ 坐在椅子上，闭上双眼，平静而缓慢地呼吸。

❶ 双手握拳，手腕和小臂发力，感到肌肉紧张后，放松。

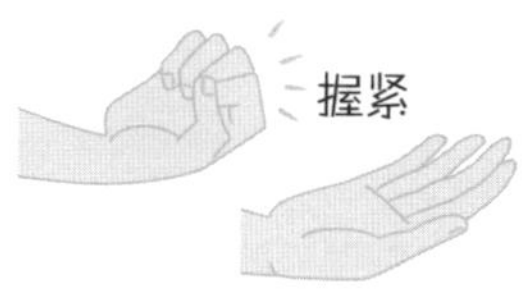

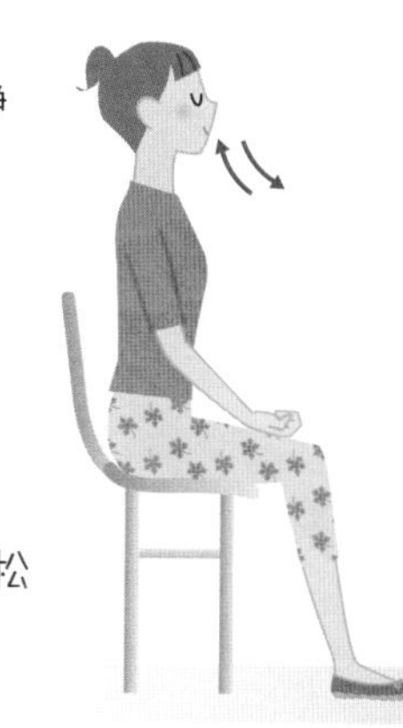

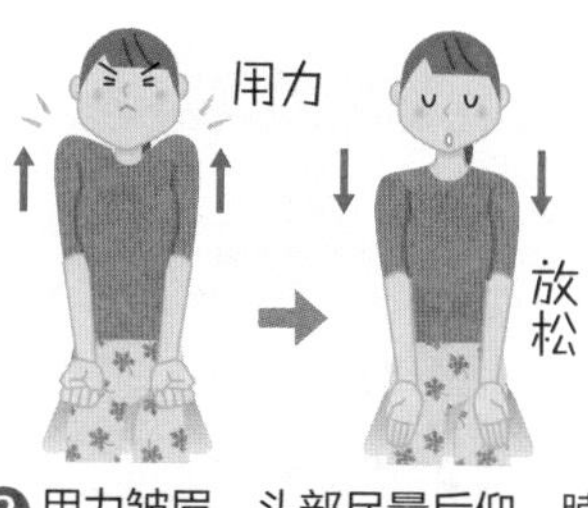

❸ 用力皱眉，头部尽量后仰，脖子左右转动。闭上眼睛和嘴巴，舌头抵在口腔上部，绷紧双肩。感到肌肉紧张后，放松。

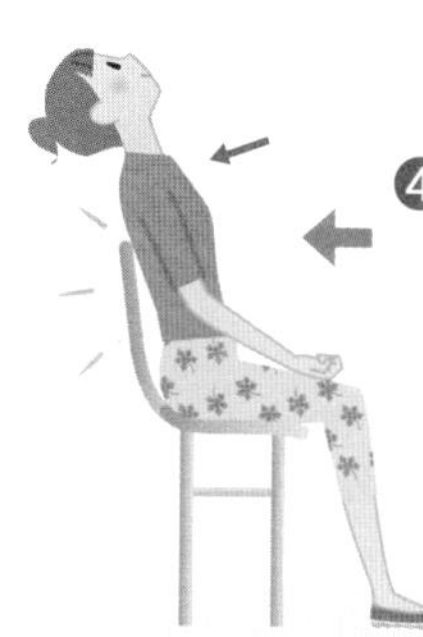

❹ 深深吸气，背部向后仰，静止不动。感到肌肉紧张后，放松并恢复原状。用力收紧腹部，感到肌肉紧张后，放松。

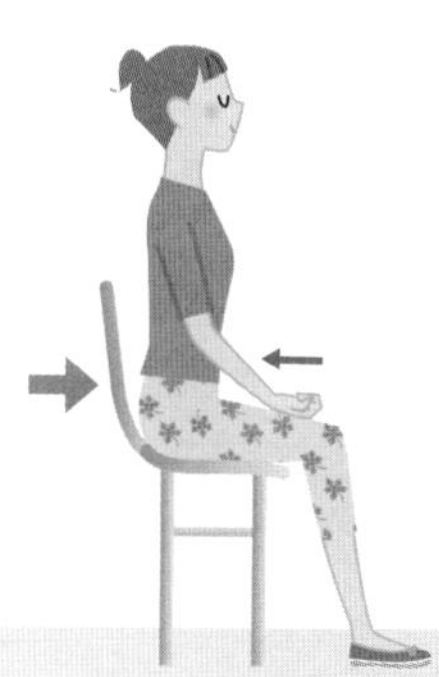

❹ 脚尖向上抬，感到小腿肌肉紧张后，放松。

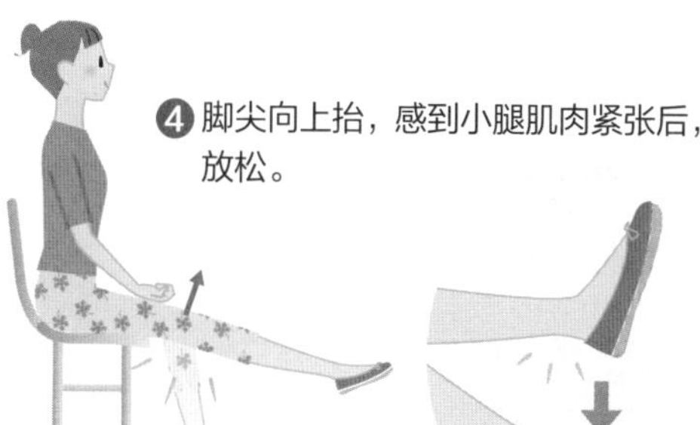

要点

- 肌肉保持 5~10 秒的紧张，然后放松 20~30 秒（重复 2 次）；
- 感受到肌肉紧张后，要一口气放松；
- 无论是保持肌肉紧张的时候，还是放松的时候，都要将注意力集中在肌肉上。

充分重视休息的重要性

在身心疲惫之前就停下来

抑郁症症状缓解，实现复职，这些都是好事，但是如果因此牺牲了休息的时间，连日加班，连周末也要上班……这样勉强自己导致抑郁症复发的情况并不少见。

为了回避压力，预防复发，一定不能过分勉强。在身心已经感觉十分疲惫之前，就要充分的休息。

此外，在日常工作中注意休息也很重要。从事案边工作会使身体长时间保持同样的姿势，肩膀和腰部的肌肉紧张，容易疲劳，而且在工作中也难免会遇到不顺心的事情。在这种时候，尝试腹式呼吸法和渐进式肌肉松弛法都能够起到较好的放松效果。

而且，为了使身体和心灵都得到充分的休息，充足的睡眠是不可或缺的。睡眠不足，不但会提高抑郁症复发的风险，还会为我们的生活带来各种负面影响。熬夜不睡，第二天注意力涣散，精力很难集中，睡眠不足会导致大脑出现类似宿醉后的状态，注意力低下。这样去上班效率一定不高，还会出现更多错误和失误。

理想的睡眠时间是因人而异的，而且重要的不仅是时间，更是质量。我们从高质量的睡眠中醒来，会感觉自己“睡了一个好觉”。下面介绍的一些小窍门，可以帮助你获得高质量的睡眠。

此外，如果夜不安枕、常常惊醒，这种失眠症状可能是抑郁症复发的前兆，需要加以注意。

高质量的睡眠使身心得到休息

早上醒来感觉自己“睡了一个好觉”，这样的睡眠是高质量睡眠。

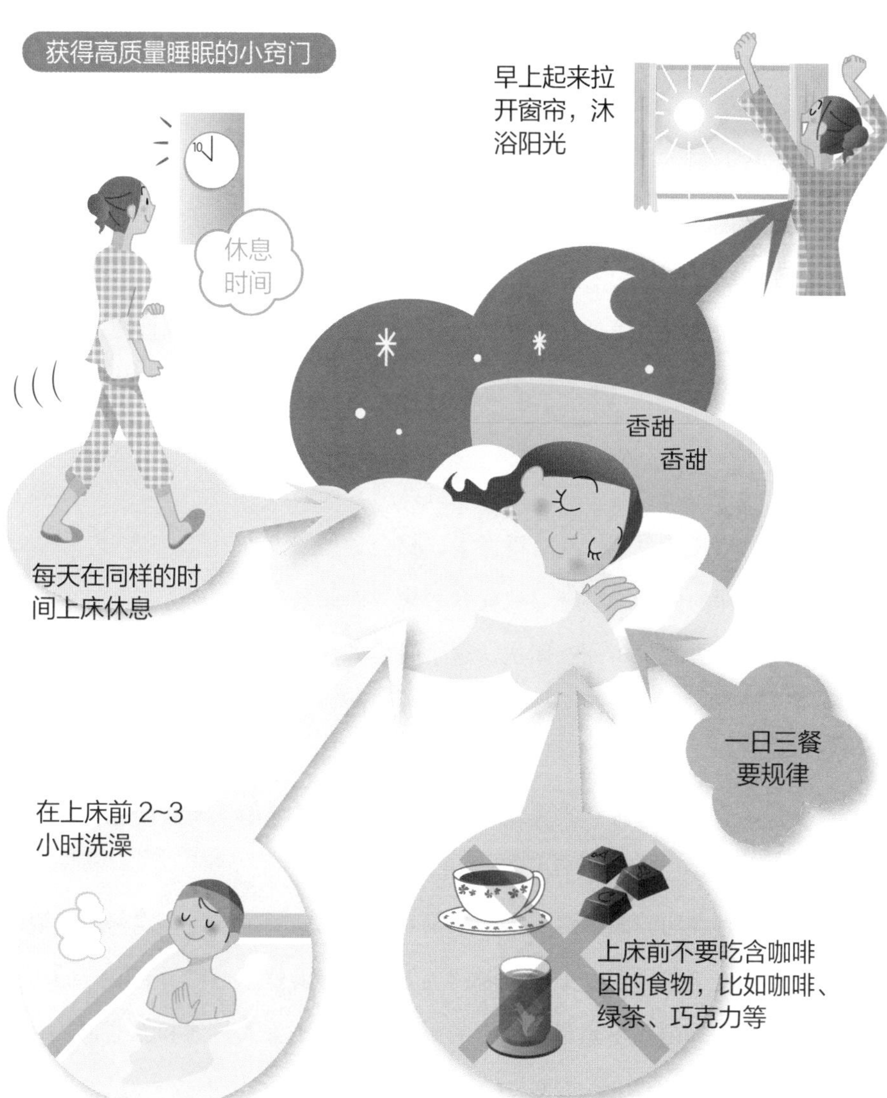
获得高质量睡眠的小窍门
早上起来拉开窗帘，沐浴阳光
10
休息时间
香甜
香甜
每天在同样的时间上床休息
一日三餐要规律
在上床前 2~3 小时洗澡
上床前不要吃含咖啡因的食物，比如咖啡、绿茶、巧克力等

不要一个人苦恼，要找人商量

独自烦恼解决不了问题

人际关系出现问题，通常会带来巨大的心理压力。为了维护心理健康，人与人之间的交流是不可或缺的。烦恼也好压力也好，如果什么事情都闷在自己心里，身心都会不堪重负。为了缓和不安，解决问题，把烦恼说出来是很重要的。

如果把烦恼用语言表达出来，可能就会发现自己的思维模式确实存在偏差，而且通过与他人的交流，也许还能得到有益的意见和建议，发现“其实这么想也挺有道理”。

在抑郁症处于急性期的时候，就算别人说“没有那回事”“是你想太多了”，患者也不可能听得进去，只会觉得“没有人能理解我”，从而陷入更深的失落，甚至导致症状恶化。而如果症状已经进入恢复期，患者的思维方式不再那么固执，这个时候进行积极的交流就变得十分重要了。向别人说出自己的烦恼，借助他人的力量，这绝对不是件羞耻的事情。

商量的对象可以是家人和朋友，也可以是职场的上司或同事，主治医师或者专家。大家都希望你能够尽快康复。

特别是在回归职场之后，如果不对自己的患病情况做一定程度的说明，那么在工作内容和上下班时间等方面，可能就不容易得到相应的支持和关照。抑郁症不是难以启齿的疾病，也并不丢人，请和你的直属上司商量，确定应该知会哪些人，应该告诉他们哪些情况。

不要独自苦恼，要找人商量

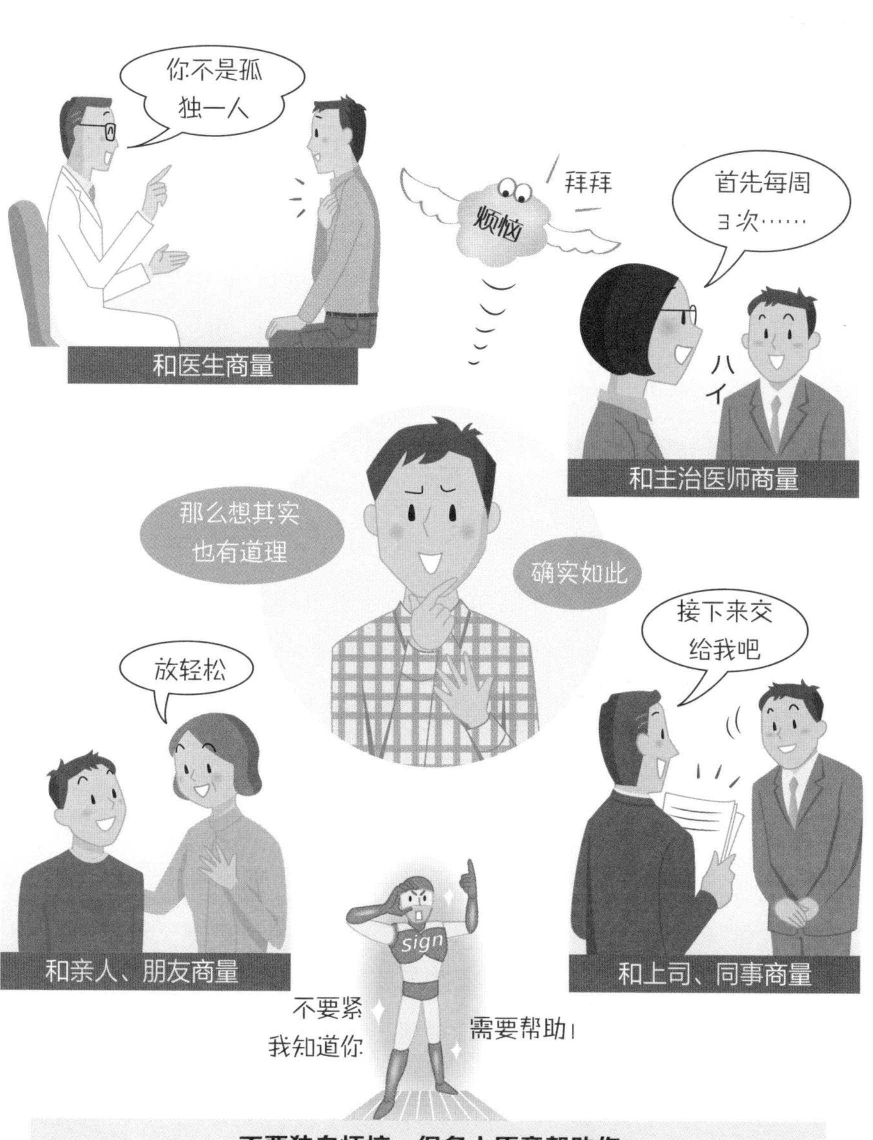
你不是孤
独一人
和医生商量
拜拜
烦恼
首先每周
3次……
ハイ
和主治医师商量
那么想其实
也有道理
确实如此
放轻松
和亲人、朋友商量
接下来交
给我吧
和上司、同事商量
sign
不要紧
我知道你
需要帮助！

不要独自烦恼，很多人愿意帮助你

良好的人际关系给你更美好的明天

活出有价值的人生

最后，我们来说说要拥有美好的人生，哪些东西是非常重要的。

首先，是良好的人际关系。人际关系，通常包括夫妻关系、亲子关系，职场上与上司、下属、同事之间的关系，以及和朋友、邻居之间的关系等，但是其中共同的一点是，如论关系圆满还是双方交恶，根源都在于交流。每个人的成长环境、生活环境都不同，人生观和价值观也各种各样，对事情的看法或者意见不同再正常不过。如果只是一味推行自己的主张，完全否定对方的观点，交流就无法成立，人际关系也岌岌可危。“人，生而不同”，承认这一点，善于倾听，有时进行必要的妥协，这样可以使你的交流更加顺畅，从而构筑良好的人际关系。

另外一点是，活着最重要的事情是人生价值。不用把人生价值这件事想得过于复杂，它是与生活相伴的活力和喜悦，或者说，是那个让你感觉“活着真好”的瞬间。为了实现人生价值，我们需要寻找那些可以让自己高兴的事情，比如“今天K歌得了满分，真开心”，或者品尝自己喜欢的美食，感叹“太好吃了”。

在日常生活中，不要只盯着那些烦恼和问题。每个人都需要时不时把自己从问题中解放出来，让心灵得到释放。让我们就这样维持好人生的平衡，充实地过好每一天吧。

参 考 文 献

[1] 野村総一郎．図解 やさしくわかる うつ病の症状と治療．ナツメ社．

[2] 野村総一郎．入門 うつ病のことがよくわかる本．講談社．

[3] 野村総一郎．スーパー図解 うつ病—見ればわかる 心を元気にする知識と方法．法研．

[4] 樋口輝彦，野村総一郎，加藤忠史．うつ病の事典 うつ病と双極性障害がわかる本．日本評論社．

[5] 秋山くみ「リワーク・プログラム」活用術．講談社．

[6] 稲田泰之．患者さんに説明できる うつ病治療．じほう．

[7] 永田和哉，小野瀬健人．そこが知りたい！脳と心の仕組み．かんき出版．

[8] NHK取材班．NHKスペシャル ここまで来た！うつ病治療．宝島社．

[9] リーダーズノート編集部．治す！うつ病、最新治療—薬づけからの脱却．リーダーズノート．

[10] 髙橋三郎，大野裕．DSM－5 精神疾患の診断・統計マニュアル．医学書院．